Silvio Summermatter
Traditionele geneeskunde in het licht van modern onderzoek

AF287676

bup

Silvio Summermatter
Traditionele geneeskunde in het licht van modern onderzoek
Wat de volksgeneeskunde vandaag weer kan doen

ISBN: 978-3-911075-68-8
Ook uitgegeven als e-book
Verkrijgbaar als paperback en e-book in het Engels en Duits,
Frans, Spaans, Italiaans, Nederlands en Zweeds

Copyright: Bremen University Press
Plaats van publicatie: Bremen
Editie 1, 15 november 2023
Versie 1.0
Gedrukt in EU, UK, USA, JP, AUS
bup@bremenuniversitypress.com
www.bremenuniversitypress.com

—

Silvio Summermatter
Traditionele geneeskunde in het licht van modern onderzoek

Inhoud

1

Inleiding

Volksgeneeskunde, ook wel traditionele geneeskunde genoemd, is een term die medische praktijken en overtuigingen omvat die zich in de loop van generaties in verschillende culturen hebben ontwikkeld. Het staat vaak in schril contrast met moderne, op wetenschap gebaseerde geneeskunde en is voornamelijk gebaseerd op de traditionele en empirische kennis van een bepaalde cultuur of etnische groep. Deze vorm van geneeskunde is diep geworteld in de geschiedenis en cultuur van een samenleving en weerspiegelt de relatie van mensen met hun omgeving, spirituele overtuigingen en cultureel erfgoed.

Kenmerkend voor de traditionele geneeskunde is het gebruik van natuurlijke hulpbronnen zoals kruiden, planten en mineralen, soms aangevuld met dierlijke producten, om gezondheidsproblemen te behandelen of te voorkomen. In tegenstelling tot de moderne geneeskunde, die zich baseert op wetenschappelijk onderzoek en klinische studies, wordt de kennis van de traditionele geneeskunde meestal mondeling van generatie op generatie doorgegeven. Deze kennis omvat het gebruik van bepaalde geneeskrachtige planten, het uitvoeren van genezingsrituelen en het gebruik van specifieke behandelingsmethoden.

Traditionele geneeskunde gaat vaak uit van een holistische visie op het individu, waarbij niet alleen rekening wordt gehouden met lichamelijke symptomen, maar ook met mentale, emotionele, sociale en spirituele aspecten. In sommige gevallen heeft de moderne wetenschap bepaalde aspecten van de traditionele geneeskunde gevalideerd en is de effectiviteit van sommige praktijken en natuurlijke remedies bevestigd door wetenschappelijk onderzoek. Dit heeft ertoe geleid dat sommige elementen van de traditionele geneeskunde zijn opgenomen in de conventionele geneeskunde.

De traditionele geneeswijzen zijn zeer divers en verschillen sterk van cultuur tot cultuur. Ze kunnen bestaan uit rituelen, gebeden, magische praktijken, het gebruik van planten of dieren en manuele therapieën zoals massages en gewrichtsmanipulatie.

Traditionele geneeskunde

De laatste jaren is er een toenemende verschuiving naar traditionele geneeskunde, wat door verschillende factoren verklaard kan worden. Een van de belangrijkste redenen is de groeiende belangstelling voor natuurlijke en holistische benaderingen van gezondheidszorg en behandeling. Veel mensen zijn op zoek naar alternatieven voor conventionele geneeskunde, of het nu komt door bezorgdheid over de bijwerkingen van voorgeschreven medicijnen, een algemene scepsis ten opzichte van de farmaceutische industrie of een verlangen naar behandelingen die de hele persoon betreffen - lichaam, geest en ziel.

Er is ook een groeiende waardering voor traditionele kennis en culturele praktijken die geworteld zijn in de traditionele geneeskunde. In een wereld die steeds meer gedomineerd wordt door technologie en wetenschappelijk denken, zijn veel mensen op zoek naar manieren om zich te verbinden met traditionele, meer natuurlijke manieren van leven. Traditionele geneeskunde biedt toegang tot eeuwenoude kennis die vaak nauw verbonden is met de natuur en lokale tradities.

Bovendien heeft modern onderzoek in veel gevallen de effectiviteit van bepaalde traditionele medische praktijken en natuurlijke geneeswijzen bevestigd, wat heeft geleid tot een grotere publieke acceptatie en legitimiteit van deze methoden. Deze wetenschappelijke bevestiging heeft de perceptie veranderd en meer mensen aangemoedigd om alternatieve geneeswijzen te onderzoeken.

Geschiedenis van traditionele geneeskunde

De geschiedenis van genezing is zo oud als de mensheid zelf en wordt weerspiegeld in de veranderende opvattingen over ziekte en gezondheid in verschillende culturen en tijdperken. In de loop der millennia is de geneeskunst geëvolueerd van magische en spirituele praktijken naar een meer op wetenschap gebaseerde geneeskunde, waarbij elke cultuur haar eigen unieke bijdragen en perspectieven inbracht.

In de prehistorie was genezing vooral gebaseerd op spiritualiteit en rituelen. Ziektes werden vaak gezien als het gevolg van bovennatuurlijke krachten of als een straf van de goden. Sjamanen of spirituele genezers gebruikten kruiden, rituelen en bezweringen om ziekten te behandelen. Deze praktijken waren diep geworteld in de geloofssystemen en tradities van de gemeenschappen.

Met de opkomst van oude beschavingen zoals Egypte, Mesopotamië, China en India begonnen zich meer systematische benaderingen van genezing te ontwikkelen. In het oude Egypte werd medische kennis bijvoorbeeld vastgelegd in papyri, die gedetailleerde beschrijvingen van ziekten en hun behandelingen bevatten. Egyptische genezers waren ook bedreven in chirurgie, vooral in de behandeling van wonden en tandheelkunde.

In de oude Griekse en Romeinse wereld werd aanzienlijke vooruitgang geboekt in de geneeskunde. Hippocrates, die vaak de "vader van de geneeskunde" wordt genoemd, verwierp bovennatuurlijke verklaringen voor ziekten en promootte in plaats daarvan een rationele benadering van de geneeskunde. Hij legde grote nadruk op diëtetiek, omgevingsfactoren en de invloed van levensstijl op de gezondheid. In Rome leverde Galen een belangrijke bijdrage aan de ontwikkeling van de medische wetenschap door zijn geschriften en anatomische studies.

In de Middeleeuwen overheerste in Europa de religieuze kijk op genezing. Kloosters speelden een belangrijke rol in de ziekenzorg en boden zowel geestelijke als lichamelijke genezing. In de islamitische wereld bloeide de geneeskunde echter op; artsen zoals Avicenna schreven uitgebreide werken waarin medische kennis uit verschillende culturen werd samengebracht.

De Renaissance markeerde een terugkeer naar de klassieke bronnen en leidde tot een hernieuwde belangstelling voor wetenschappelijk onderzoek in de geneeskunde. De ontdekking van de bloedsomloop door William Harvey in de 17e eeuw en de ontwikkeling van de microbiologie door wetenschappers als Louis Pasteur en Robert Koch in de 19e eeuw waren mijlpalen die ons begrip van ziekten en de behandeling ervan fundamenteel veranderden.

De 20e en 21e eeuw brachten enorme vooruitgang in medische technologie, farmacologie en chirurgische technieken. De ontwikkeling van antibiotica, vaccins en geavanceerde diagnostische apparatuur heeft de levensverwachting en de kwaliteit van de gezondheidszorg drastisch verbeterd. Tegelijkertijd zien we een heropleving van de interesse in holistische en alternatieve geneeswijzen, wat leidt tot een integratieve benadering in de moderne geneeskunde.

Behoud van traditionele medische kennis

Het behoud van medische kennis, vooral volksgeneeskunde en traditionele geneeskunde, is om verschillende redenen van groot belang.

Ten eerste vertegenwoordigt deze kennis een cultureel erfgoed. Het vertegenwoordigt de wijsheid en ervaring die generaties lang in verschillende gemeenschappen is verzameld. Het bewaren van dit erfgoed is belangrijk om begrip en waardering te kweken voor de historische en culturele achtergronden van verschillende geneeswijzen.

Daarnaast biedt traditionele geneeskunde vaak inzichten in geneeswijzen en remedies die in de moderne geneeskunde nog niet volledig zijn onderzocht of begrepen. Veel medicijnen die vandaag de dag worden gebruikt, zoals aspirine, vinden hun oorsprong in traditionele geneeswijzen. Onderzoek naar deze traditionele praktijken kan daarom bijdragen aan de ontwikkeling van nieuwe medicijnen en therapieën.

Daarnaast speelt de traditionele geneeskunde in veel delen van de wereld een belangrijke rol in de gezondheidszorg. In regio's waar de toegang tot moderne geneeskunde beperkt of onbetaalbaar is, vormen traditionele geneeswijzen vaak de primaire of enige vorm van gezondheidszorg. Kennis van deze praktijken is daarom cruciaal voor het welzijn van veel gemeenschappen.

Het behouden van deze kennis betekent ook het erkennen en respecteren van de waarden en overtuigingen die in verschillende culturen bestaan met betrekking tot gezondheid en genezing. Dit is vooral belangrijk in een geglobaliseerde wereld waar begrip en waardering voor culturele diversiteit steeds meer wordt gezien als essentieel voor sociale cohesie en vreedzaam samenleven.

Ten slotte biedt het documenteren en bewaren van traditionele medische kennis een basis voor toekomstig onderzoek en ontwikkeling in de geneeskunde. Het stelt wetenschappers, beoefenaars en artsen in staat om te leren van kennis uit het verleden, deze te analyseren en waar nodig te verbeteren. In een tijd waarin de wereld wordt geconfronteerd met nieuwe uitdagingen op het gebied van gezondheid, kan traditionele geneeskunde waardevolle alternatieven of aanvullingen bieden op moderne behandelmethoden.

Om al deze redenen is het behoud van de kennis van volksgeneeskunde en traditionele geneeswijzen niet alleen een kwestie van cultureel erfgoed, maar ook een belangrijk aspect van wereldwijde gezondheidszorg en medische vooruitgang.

Traditionele of alternatieve geneeskunde?

Traditionele geneeskunde en alternatieve geneeskunde zijn termen die vaak worden gebruikt om geneeswijzen te beschrijven die buiten de conventionele, westers georiënteerde medische praktijk liggen. Hoewel ze enkele overeenkomsten hebben, zijn er fundamentele verschillen.

Traditionele geneeskunde verwijst voornamelijk naar traditionele geneeswijzen die hun oorsprong vinden binnen een bepaalde cultuur of gemeenschap en zich in de loop der tijd hebben ontwikkeld. Deze praktijken worden vaak van generatie op generatie doorgegeven en zijn gebaseerd op de kennis, overtuigingen en ervaringen van een bepaalde cultuur of etnische groep. Traditionele geneeskunde omvat een verscheidenheid aan

9

praktijken, waaronder het gebruik van geneeskrachtige kruiden, fysieke therapieën, spirituele genezingen en rituelen. Het is meestal diep geworteld in de geschiedenis, tradities en sociale structuren van de gemeenschap.

Alternatieve geneeskunde daarentegen is een bredere term die een verscheidenheid aan geneeswijzen omvat die worden aangeboden als alternatief voor of aanvulling op de conventionele westerse geneeskunde. Hieronder vallen praktijken die niet noodzakelijkerwijs gebaseerd zijn op traditionele culturele praktijken, maar ook praktijken die van recentere oorsprong kunnen zijn. Alternatieve geneeskunde omvat benaderingen zoals acupunctuur, homeopathie, natuurgeneeskunde, chiropractie en vele andere therapievormen. Ze komen vaak voort uit een combinatie van verschillende filosofische overtuigingen en benaderingen en kunnen elementen uit verschillende culturen en tradities integreren.

Een belangrijk verschil ligt daarom in hun oorsprong en culturele verankering. Traditionele geneeskunde is diep geworteld in de specifieke cultuur en traditie van een gemeenschap, terwijl alternatieve geneeskunde een breder scala aan praktijken uit verschillende culturen en filosofische achtergronden omvat en niet noodzakelijkerwijs gebonden is aan een specifieke cultuur.

Bovendien varieert de mate van erkenning en acceptatie van deze twee vormen van genezing. Alternatieve geneeswijzen zijn vaak formeler georganiseerd en maken in sommige gevallen deel uit van de gezondheidszorg, terwijl traditionele geneeswijzen meestal informeler zijn

10

en vaker binnen gemeenschappen of families worden beoefend.

Beide benaderingen delen echter het doel om gezondheid en welzijn te bevorderen en bieden vaak een meer holistisch perspectief op gezondheid en ziekte dan de conventionele geneeskunde. Ze vormen vaak een aanvulling op de conventionele geneeskunde, maar kunnen ook los daarvan worden gebruikt. Zowel de volksgeneeskunde als de alternatieve geneeswijzen benadrukken het belang van preventie en de behandeling van ziekte in een bredere context die zowel fysieke als psychologische, sociale en spirituele factoren omvat.

Traditionele of moderne geneeskunde?

De traditionele geneeskunde en de moderne geneeskunde verschillen op een aantal fundamentele punten, zowel wat betreft hun praktijken als hun filosofische grondslagen. Deze verschillen worden weerspiegeld in hun respectievelijke benaderingen van de behandeling van ziekten, diagnostische methoden, genezingsfilosofieën en de manieren waarop kennis en praktijken worden overgedragen en gevalideerd.

Ten eerste is de moderne geneeskunde gebaseerd op wetenschappelijke principes en methoden. Ze maakt gebruik van evidence-based benaderingen waarbij behandelingen en geneesmiddelen worden toegepast op basis van wetenschappelijke studies en klinische proeven. De moderne geneeskunde legt grote nadruk op de kwantificering en objectieve meting van

11

gezondheidstoestanden en volgt gestandaardiseerde behandelingsprotocollen. Bovendien is de moderne geneeskunde onderverdeeld in zeer gespecialiseerde gebieden, waarbij artsen en medici worden opgeleid in specifieke gebieden zoals cardiologie, neurologie of oncologie.

Traditionele geneeskunde is daarentegen meer geworteld in de tradities en overlevering van een bepaalde cultuur of gemeenschap. De praktijken en remedies zijn vaak gebaseerd op lokale kennis en worden doorgegeven door ervaring en mondelinge overlevering. Traditionele geneeskunde bekijkt ziekte en gezondheid vaak in een meer holistische context, die niet alleen fysieke, maar ook spirituele, emotionele en sociale aspecten omvat. Hun methoden worden niet altijd gevalideerd door de moderne wetenschap, maar dat betekent niet dat ze ineffectief zijn. Veel traditionele geneeswijzen zijn eeuwenlang beproefd en diep geworteld in de levensstijl en overtuigingen van mensen.

Een ander verschil is de manier waarop diagnoses worden gesteld en behandelingen worden uitgevoerd. In de moderne geneeskunde zijn diagnoses vaak gebaseerd op technologische tests zoals bloedonderzoek, röntgenfoto's en andere beeldvormingstechnieken. Behandelingen bestaan vaak uit het gebruik van farmaceutische producten en chirurgische ingrepen. In de traditionele geneeskunde daarentegen zijn diagnoses en behandelingen meer gebaseerd op de observatie van symptomen en het gebruik van natuurlijke remedies zoals kruiden, essences of specifieke manuele technieken.

Bovendien verschillen de moderne geneeskunde en de traditionele geneeskunde in hun benadering van de behandeling van patiënten. De moderne geneeskunde is vaak ziektegericht en richt zich op het bestrijden van specifieke ziekten of symptomen. De traditionele geneeskunde daarentegen kijkt naar de persoon als geheel en probeert een balans te creëren tussen lichaam, geest en omgeving.

Tot slot verschilt ook de manier waarop kennis wordt vergaard en doorgegeven. In de moderne geneeskunde gebeurt dit door formeel onderwijs, onderzoek en publicatie in wetenschappelijke tijdschriften. Traditionele geneeskunde daarentegen is gebaseerd op het doorgeven van kennis van generatie op generatie, vaak in mondelinge vorm en door praktische instructie.

In de praktijk vullen moderne en traditionele geneeskunde elkaar vaak aan. Veel mensen gebruiken elementen uit beide systemen om hun gezondheid en welzijn te bevorderen. Elk systeem heeft zijn sterke punten en zijn rechtvaardiging, en respect voor beide benaderingen is essentieel voor een alomvattend begrip van gezondheid en genezing.

Historische en culturele wortels van traditionele geneeskunde

Volksgeneeskunde is op een unieke en diepgaande manier verankerd in verschillende culturen over de hele wereld.

In de Chinese cultuur staat het bijvoorbeeld bekend als Traditionele Chinese Geneeskunde en omvat een verscheidenheid aan praktijken zoals acupunctuur en kruidengeneeskunde, gebaseerd op concepten als yin en yang en de stroom van qi.

In India heeft de Ayurvedische geneeskunde zich parallel ontwikkeld, gebaseerd op het idee van een harmonieus evenwicht tussen lichaam, geest en omgeving en met integratie van methoden zoals yoga en kruidengeneeskunde.

De inheemse volkeren van Noord-Amerika hebben ook een rijke traditie van medische praktijken die sterk worden gekenmerkt door hun spirituele overtuigingen en hun diepe verbondenheid met de natuur. De situatie is vergelijkbaar in veel Afrikaanse culturen, waar traditionele genezers werken met geneeskrachtige kruiden en spirituele praktijken die stevig verankerd zijn in de gemeenschap.

In Europa, vooral op het platteland, heeft zich ook een rijke traditionele geneeskunde ontwikkeld, gebaseerd op oude genezingsrituelen en kruidenkunde, die nauw verweven is met lokale tradities en gebruiken.

In de regio's van Latijns-Amerika en het Caribisch gebied is daarentegen een unieke vorm van traditionele geneeskunde ontstaan die inheemse, Afrikaanse en Europese elementen combineert, zoals in de curanderismotraditie, die verschillende vormen van lichaamstherapie, kruidengeneeskunde en spirituele genezing omvat.

Deze culturele praktijken van folk healing zijn meer dan louter medische interventies; ze belichamen een diep begrip van het leven, de natuur en het menselijk bestaan. Deze genezingstradities weerspiegelen een holistische visie die niet alleen gericht is op het genezen van het fysieke lichaam, maar ook op het herstellen van het emotionele, spirituele en sociale evenwicht.

In de Chinese en Indiase geneeskunde wordt gezondheid bijvoorbeeld niet alleen gezien als de afwezigheid van ziekte, maar als een toestand van volledig lichamelijk, geestelijk en sociaal welzijn. Deze visie verschilt aanzienlijk van de meer symptoomgerichte benadering van de westerse geneeskunde. In de traditionele Chinese geneeskunde wordt grote nadruk gelegd op het voorkomen van ziekte en wordt geleerd dat het behoud van het evenwicht tussen yin en yang in het lichaam cruciaal is voor de gezondheid.

Ook de inheemse volkeren van Noord-Amerika en Afrikaanse culturen hebben een rijke erfenis aan kennis over de helende krachten van planten en natuurlijke stoffen, die vaak nauw verbonden is met spirituele overtuigingen. In deze tradities wordt gezondheid gezien als een harmonieus samenspel tussen mens en natuur en wordt ziekte vaak geïnterpreteerd als het resultaat van een verstoord evenwicht of disharmonie in het sociale of spirituele leven.

In Europa heeft de traditionele geneeskunde zich ontwikkeld uit een mix van oude genezingsrituelen, kruidengeneeskunde en lokaal overgeleverde kennis. Deze praktijken zijn vaak nauw verbonden met de lokale flora en specifieke milieuomstandigheden, wat een diepgaande kennis en begrip van de natuur en haar helende krachten vereist.

Latijns-Amerikaanse en Caribische genezingstradities, zoals de praktijk van curanderismo, combineren ook een indrukwekkende verscheidenheid aan invloeden en weerspiegelen de complexe geschiedenis van deze regio's. De integratie van spirituele elementen, het gebruik van geneeskrachtige planten en de nadruk op emotionele en spirituele genezing zijn centrale aspecten van deze tradities.

Deze diverse vormen van volksgeneeskunde bieden niet alleen alternatieve geneeswijzen, maar dragen ook bij aan de culturele rijkdom en diversiteit van medische praktijken. Ze herinneren ons eraan dat er vele manieren zijn om gezondheid en welzijn te begrijpen en te bevorderen, en ze leren ons de wijsheid en kennis van verschillende culturen te waarderen.

Belangrijke genezers door de eeuwen heen

Door de eeuwen heen zijn er veel belangrijke genezers geweest wiens werkwijzen en kennis een vormende invloed hebben gehad op de ontwikkeling van geneeskunde en

16

genezing. Deze genezers kwamen uit verschillende culturen en tijdperken en hebben met hun werk, kennis en innovaties een belangrijke bijdrage geleverd aan de verdere ontwikkeling van de geneeskunst.

Hippocrates, een Griekse arts uit de 4e eeuw voor Christus, was een sleutelfiguur in de oude wereld. Hij wordt vaak de "vader van de geneeskunde" genoemd en staat bekend om zijn pogingen om de geneeskunde te bevrijden van magie en mythologie en te baseren op observatie en rede. Hippocrates benadrukte het belang van diëtetiek en was van mening dat ziekten natuurlijke oorzaken hadden en geen goddelijke straffen waren. Zijn beroemde eed, de Eed van Hippocrates, wordt vandaag de dag nog steeds beschouwd als de ethische basis van de medische praktijk.

In de Middeleeuwen speelde Hildegard von Bingen, een Duitse benedictijner abdis, een belangrijke rol in de ontwikkeling van de westerse geneeskunde. Ze schreef verschillende werken over geneeskunde en geneeskrachtige kruiden en werd beschouwd als een expert in het gebruik van planten en natuurlijke remedies. Haar holistische kijk op gezondheid en ziekte, die zowel geestelijke als lichamelijke aspecten omvatte, was revolutionair voor haar tijd.

In de islamitische wereld heeft Avicenna (Ibn Sina), een Perzische polymaat uit de 10e en 11e eeuw, een belangrijke bijdrage geleverd aan de geneeskunde. Zijn beroemdste werk, "Het Boek der Genezing", is een uitgebreide encyclopedie die niet alleen medische, maar ook filosofische en wetenschappelijke onderwerpen behandelt. Zijn "Canon van de geneeskunde" was eeuwenlang een standaard leerboek aan de universiteiten van Europa en het Midden-Oosten.

In het China van de 7e eeuw stond de arts Sun Simiao bekend om zijn werk in de traditionele Chinese geneeskunde. Hij schreef uitgebreide werken over kruidengeneeskunde, diëtetiek en acupunctuur en benadrukte de ethische verantwoordelijkheid van de arts tegenover zijn patiënten.

In de moderne tijd was Paracelsus, een 16e-eeuwse Zwitserse arts en alchemist, een sleutelfiguur in de overgang van de middeleeuwse naar de moderne geneeskunde. Hij bekritiseerde de medische praktijk van die tijd als te afhankelijk van autoriteiten zoals Galen en Avicenna en pleitte in plaats daarvan voor directe observatie van de natuur en experimenteel onderzoek. Hij wordt beschouwd als een van de vaders van de moderne farmacologie en introduceerde het concept dat dosis en toxiciteit een centrale rol spelen bij het gebruik van geneesmiddelen.

Galen van Pergamon, een Grieks-Romeinse arts uit de 2e eeuw, was een andere centrale figuur in de geschiedenis van de geneeskunde. Zijn uitgebreide geschriften en theorieën, vooral over anatomie, fysiologie en pathologie, domineerden het medische denken gedurende bijna anderhalf millennium. Zijn ideeën, zoals de leer van de vier humeuren, hadden een grote invloed op de medische praktijk in de Middeleeuwen en de Renaissance.

Nicholas Culpeper, een Engelse botanicus, kruidkundige en astroloog uit de 17e eeuw, was zeer invloedrijk op het gebied van kruidengeneeskunde en natuurgeneeskunde. Hij schreef het werk "The Complete Herbal", dat gedetailleerde beschrijvingen bevatte van honderden geneeskrachtige planten en hun medische toepassingen. Culpeper's aanpak om medische kennis toegankelijk te maken voor het grote publiek was revolutionair in zijn tijd en hielp de kruidengeneeskunde in Engeland te populariseren.

Een andere sleutelfiguur was Samuel Hahnemann, een Duitse arts die eind 18e en begin 19e eeuw leefde. Hij is de grondlegger van de homeopathie, een alternatieve tak van de geneeskunde gebaseerd op het principe "zo genees je ook". Hahnemanns ideeën waren controversieel in zijn tijd, maar zijn werk had een blijvende invloed op de ontwikkeling van alternatieve geneeswijzen.

In de traditionele Indiase geneeskunde, Ayurveda, is vooral Charaka, een oude Indiase geleerde, opmerkelijk. Hij schreef een van de fundamentele teksten van de Ayurvedische geneeskunde, de Charaka Samhita, die uitgebreide informatie bevat over verschillende aspecten van de geneeskunde, waaronder de etiologie, symptomatologie en therapeutische procedures voor een verscheidenheid aan ziekten.

In de islamitische wereld heeft Al-Razi, in het Westen bekend als Rhazes, ook een belangrijke bijdrage geleverd aan de geneeskunde. Hij leefde in de 9e en 10e eeuw en was een Perzische arts die bekend stond om zijn vele bijdragen aan de geneeskunde en scheikunde, waaronder het onderscheid tussen mazelen en pokken.

Deze historische figuren werden gekenmerkt door hun bereidheid om verder te denken dan de grenzen van de bestaande medische kennis en om nieuwe wegen in te slaan in de diagnose, behandeling en theorie van ziekten. Hun werk beïnvloedde niet alleen hun eigen generaties, maar legde ook de basis voor toekomstige ontwikkelingen in de geneeskunde en genezing.

19

Mythen en legenden in de traditionele geneeskunde

Mythen en legendes spelen een belangrijke rol in de traditionele geneeskunde omdat ze vaak het culturele en spirituele begrip van gezondheid en ziekte weerspiegelen. Deze verhalen zijn niet alleen fascinerende verhalen, maar dragen ook belangrijke inzichten in zich over de menselijke relatie met de natuur, genezing en ziekte.

Een van de meest opvallende kenmerken van dergelijke mythen en legenden is hun verband met de natuurlijke wereld. Veel culturen geloven dat bepaalde planten of natuurverschijnselen goddelijke krachten bezitten en het vermogen hebben om ziekten te genezen of te voorkomen. In veel inheemse culturen zijn er bijvoorbeeld verhalen over planten die door geesten of goden aan de mensheid werden geschonken om ziekten te genezen. Zulke legendes kunnen kennis over het medicinale gebruik van bepaalde planten bewaren en van generatie op generatie doorgeven.

In veel tradities zijn er ook mythen over de oorsprong van ziekten en hun genezing. Deze verhalen kunnen complexe verklaringen bieden over hoe ziekten in de wereld zijn gekomen, vaak gekoppeld aan morele of ethische lessen. Ziekten kunnen bijvoorbeeld begrepen worden als een gevolg van onevenwichtigheden in de wereld, overtredingen tegen goden of natuurgeesten, of als beproevingen. Zulke mythen bieden niet alleen verklaringen voor het ontstaan van ziekten, maar suggereren ook dat genezing kan worden bereikt door het herstel van harmonie en evenwicht, door boetedoening of door speciale rituelen.

Er bestaan ook talloze legendes over legendarische genezers die buitengewone gaven bezaten. Deze figuren, vaak afgebeeld als wijze mannen, sjamanen of medicijnmannen en -vrouwen, spelen een belangrijke rol in veel culturen. Ze hebben niet alleen een uitgebreide kennis van kruiden en geneeswijzen, maar ze worden ook vaak geassocieerd met bovennatuurlijke vermogens, zoals communiceren met geesten of in de toekomst kunnen kijken. Deze personages symboliseren de diepgaande kennis en spirituele aspecten van de geneeskunst in de traditionele geneeskunde.

Bovendien zijn veel geneeswijzen en rituelen in de traditionele geneeskunde beïnvloed door dergelijke mythen en legenden. Rituelen kunnen elementen van verhalen bevatten die verband houden met specifieke goden, geesten of mythologische gebeurtenissen, en vaak is de manier waarop een behandeling wordt uitgevoerd net zo belangrijk als de materialen die worden gebruikt.

Deze mythen en legenden zijn daarom meer dan alleen maar verhalen; ze zijn een integraal onderdeel van het culturele erfgoed en de medische praktijk van veel samenlevingen. Ze bieden inzicht in het begrip van gezondheid en ziekte in verschillende culturen en herinneren ons eraan dat geneeskunde en genezing niet alleen fysieke processen zijn, maar ook diep geworteld zijn in de menselijke cultuur, spiritualiteit en filosofie.

Een interessant aspect van traditionele medische mythen is hun rol in het verklaren en behandelen van psychologische en emotionele aandoeningen. In veel culturen bestaan legendes over geesten of bovennatuurlijke wezens die verantwoordelijk worden gehouden voor bepaalde mentale aandoeningen of gedragsveranderingen. De behandeling van dergelijke aandoeningen kan bestaan uit rituele genezingen, duiveluitdrijvingen of het aanroepen van beschermende geesten of voorouders. Deze praktijken weerspiegelen een opvatting die geestelijke gezondheid ziet als een balans tussen de persoon, zijn gemeenschap en de spirituele wereld.

Bovendien spelen astrologische en kosmologische concepten een belangrijke rol in sommige traditionele medische tradities. De stand van de sterren en planeten of de wisseling van de seizoenen kunnen bijvoorbeeld worden gezien als bepalend voor het ontstaan en de genezing van ziekten. In dergelijke systemen is geneeskunde nauw verbonden met de observatie van de hemel en de interpretatie van kosmische tekens.

De tradities van 'heilige plaatsen' - zoals bronnen, bomen, bergen of andere natuurlijke plekken - zijn ook belangrijk. Deze plaatsen worden vaak beschouwd als plaatsen met helende krachten en worden geassocieerd met speciale spirituele of helende energieën. Bedevaarten naar deze plaatsen, het drinken van bronwater of speciale rituelen op deze plaatsen zijn gangbare praktijken in veel traditionele medische systemen. Deze plaatsen en de verhalen en rituelen die ermee verbonden zijn, benadrukken het verband tussen de natuurlijke wereld en de gezondheid van de mens.

In sommige culturen bestaan er ook legendes over de oorsprong van bepaalde geneeskrachtige planten of stoffen. Deze verhalen kunnen de ontdekking van een plant of geneesmiddel door een mythologische of historische held, een goddelijke openbaring of een gelukkig toeval beschrijven. Dergelijke verhalen helpen om de kennis over het medicinale gebruik van deze planten en stoffen te behouden en te legitimeren.

Over het algemeen helpen mythen en legenden in de traditionele geneeskunde om een rijk en gelaagd landschap van genezing te creëren dat veel verder gaat dan de fysieke toepassing van genezingsmethoden. Ze bieden belangrijke culturele, spirituele en psychologische perspectieven op gezondheid en ziekte en laten zien hoe nauw het menselijk bestaan verweven is met de natuur en het spirituele universum.

Wetenschap en traditionele geneeskunde

De wetenschappelijke studie van populaire remedies, vooral die uit de traditionele geneeskunde, is een multidisciplinair veld. Dit onderzoek omvat verschillende gebieden, waaronder farmacologie, etnobotanie, biochemie en klinische geneeskunde. Het doel is om de werkzaamheid, veiligheid en het werkingsmechanisme van deze middelen te begrijpen en te evalueren.

In de farmacologie richt het onderzoek zich bijvoorbeeld op de identificatie en isolatie van actieve ingrediënten in medicinale planten en andere natuurlijke stoffen. Wetenschappers analyseren de chemische samenstelling van deze middelen en voeren experimenten uit om hun biologische activiteit te testen. Ze kunnen bijvoorbeeld onderzoeken of een plantenextract ontstekingsremmende, antibacteriële of antivirale eigenschappen heeft. Een bekend voorbeeld is de ontdekking van het actieve ingrediënt artemisinine, dat wordt gewonnen uit eenjarige bijvoet en nu een belangrijk bestanddeel is van malariatherapie.

Etnobotanie is een ander belangrijk vakgebied dat zich bezighoudt met de relatie tussen mensen en planten, vooral met betrekking tot het traditionele gebruik van planten voor medicinale doeleinden. Etnobotanisten bestuderen hoe verschillende culturen planten gebruiken om ziekten te behandelen en documenteren deze traditionele kennis. Deze benadering kan belangrijk zijn bij het identificeren van planten die mogelijk biologisch actieve verbindingen bevatten.

Biochemisch onderzoek is belangrijk om te begrijpen hoe de bestanddelen in geneesmiddelen op moleculair niveau werken. Onderzoek kan bijvoorbeeld aantonen dat een bepaalde plantaardige stof de activiteit van een enzym in het lichaam beïnvloedt of zich bindt aan specifieke receptoren in de cellen, wat kan leiden tot therapeutische effecten.

Klinisch onderzoek is ook van groot belang omdat het tot doel heeft de veiligheid en werkzaamheid van geneesmiddelen te testen in een gecontroleerde omgeving. Dit omvat meestal preklinische studies op celculturen of dieren en vervolgens klinische proeven op mensen. Klinische proeven zijn cruciaal om te beoordelen of een geneesmiddel effectief en veilig is voor menselijk gebruik. Er wordt ook onderzocht welke doseringen effectief zijn en welke bijwerkingen kunnen optreden.

Over het algemeen is de wetenschap achter populaire geneeswijzen een gebied dat voortdurend groeit en zich ontwikkelt. Met de toenemende interesse in alternatieve en complementaire geneeswijzen en de vooruitgang in wetenschappelijk onderzoek, krijgen we een beter begrip van hoe traditionele geneeswijzen werken en hoe ze mogelijk kunnen bijdragen aan de moderne geneeskunde. Dit onderzoek helpt niet alleen om de kennis over deze middelen te valideren en uit te breiden, maar helpt ook om de medische praktijk te verrijken en mogelijk nieuwe behandelingen voor verschillende ziekten te ontwikkelen.

Modern onderzoek naar volksremedies

Dit gebied is de afgelopen decennia steeds belangrijker geworden nu wetenschappers van over de hele wereld het potentieel van traditionele geneeswijzen erkennen en onderzoeken. Dit onderzoek beslaat verschillende belangrijke gebieden:

Farmacognosie en ontdekking van geneesmiddelen: Dit gebied richt zich op de ontdekking en isolatie van bioactieve stoffen in planten, dieren en mineralen die in de traditionele geneeskunde worden gebruikt. Onderzoekers analyseren deze stoffen om hun chemische structuur te bepalen en potentiële therapeutische effecten te identificeren. Veel moderne geneesmiddelen, zoals aspirine en penicilline, vinden hun oorsprong in traditionele remedies, en de zoektocht naar nieuwe geneesmiddelen in de natuur blijft een belangrijk onderzoeksgebied.

Etnofarmacologie: Etnofarmacologie combineert etnobotanische kennis met farmacologische methoden om de medicinale kennis en praktijken van verschillende culturen te onderzoeken. Onderzoekers op dit gebied werken vaak rechtstreeks samen met inheemse volkeren en lokale gemeenschappen om hun traditionele kennis van medicinale planten en methoden te documenteren en te analyseren. Dit helpt niet alleen om verloren kennis te behouden, maar biedt ook waardevolle inzichten voor biomedisch onderzoek.

Preklinische en klinische studies: Veel traditionele remedies worden onderworpen aan preklinische en klinische studies om hun veiligheid en werkzaamheid te beoordelen. In preklinische studies worden de effecten van remedies onderzocht in laboratorium- en diermodellen. Veelbelovende kandidaten kunnen dan verder worden onderzocht in klinische studies bij mensen. Deze rigoureuze tests zijn cruciaal om traditionele remedies om te zetten in erkende therapeutische behandelingen.

Integratie in de moderne geneeskunde: Er worden ook inspanningen gedaan om effectieve en veilige volksgeneeswijzen te integreren in de conventionele medische praktijk. Dit geldt in het bijzonder voor de integratieve en complementaire geneeskunde, die traditionele geneeswijzen combineert met moderne wetenschappelijke geneeskunde. Dergelijke benaderingen worden steeds populairder, vooral bij de behandeling van chronische ziekten en pijntherapie.

Behoud van etnobotanische kennis: Omdat traditionele kennis vaak mondeling wordt doorgegeven en daarom verloren dreigt te gaan, is modern onderzoek ook gericht op het documenteren en behouden van deze kennis. Dit is vooral belangrijk omdat veel inheemse culturen en hun geneeswijzen worden bedreigd door globalisering en modernisering.

Duurzaamheid en biodiversiteit: Een ander onderzoeksgebied betreft het duurzame gebruik en de bescherming van medicinale planten. Aangezien veel planten die in de traditionele geneeskunde worden gebruikt afkomstig zijn van wilde populaties, is de duurzame oogst ervan cruciaal voor het behoud van de biodiversiteit en om de beschikbaarheid van deze hulpbronnen voor toekomstige generaties te garanderen.

In het algemeen biedt modern onderzoek naar volksremedies een opwindend en veelbelovend gebied dat bijdraagt aan zowel wetenschappelijke kennis als praktische toepassing in de geneeskunde. Het combineren van traditionele kennis met moderne onderzoeksmethoden opent nieuwe mogelijkheden voor het behandelen van ziekten en het verbeteren van de gezondheidszorg wereldwijd.

Wetenschappelijke succesverhalen

Onderzoek naar traditionele geneeswijzen en hun integratie in de moderne geneeskunde heeft tot een aantal opmerkelijke succesverhalen geleid. Deze casestudies laten zien hoe wetenschappelijke methoden gebruikt kunnen worden om de werkzaamheid en veiligheid van remedies uit de traditionele geneeskunde te testen en te valideren. Enkele voorbeelden zijn:

Artemisinine voor de behandeling van malaria: Een van de bekendste voorbeelden is artemisinine, een verbinding die wordt gewonnen uit de eenjarige bijvoet (Artemisia annua). Traditioneel werd deze plant in de

Chinese geneeskunde gebruikt om koorts te behandelen. De ontdekking van de antimalariabestrijdende werking van artemisinine gaat terug tot de Chinese wetenschapper Tu Youyou, die in de jaren zeventig in het kader van een geheim militair project onderzoek deed naar traditionele Chinese geneesmiddelen. Haar werk leidde tot de ontwikkeling van combinatietherapieën op basis van artemisinine, die nu wereldwijd worden gebruikt in de strijd tegen malaria. Tu Youyou kreeg in 2015 de Nobelprijs voor Geneeskunde voor deze ontdekking.

Taxol (paclitaxel) in kankertherapie: Een ander voorbeeld is Taxol, een chemotherapeutisch middel dat oorspronkelijk werd gewonnen uit de bast van de Pacifische taxusboom. De ontdekking van de antikankereigenschappen was het resultaat van een systematische studie van plantenextracten door het National Cancer Institute in de VS in de jaren 1960. Taxol is effectief gebleken bij de behandeling van verschillende soorten kanker, waaronder eierstok-, borst- en longkanker.

Digitalis uit vingerhoedskruid: Digitalis, een actief ingrediënt uit de bladeren van vingerhoedskruid, wordt in de traditionele geneeskunde al lange tijd gebruikt om hartaandoeningen te behandelen. De wetenschappelijke validatie van het gebruik bij hartfalen en bepaalde vormen van hartritmestoornissen vond plaats in de 18e eeuw. Vandaag de dag worden digitalispreparaten in strikte doses gebruikt om bepaalde hartaandoeningen te behandelen.

Metformine en de magische wortel Galega officinalis: Metformine, een van de meest voorgeschreven medicijnen voor de behandeling van diabetes type 2, heeft zijn wortels in de traditionele Europese geneeskunde. De wortel van de plant Galega officinalis (ook bekend als kamperfoelie) wordt van oudsher gebruikt om diabetes te behandelen. Onderzoek naar de bestanddelen ervan leidde in de jaren 1950 tot de ontwikkeling van metformine, dat vandaag de dag een centrale rol speelt bij de behandeling van diabetes vanwege zijn werkzaamheid en veiligheid.

Aspirine en wilgenbast: Het gebruik van wilgenbast om pijn te verlichten en koorts te verlagen is een oud middel dat teruggaat tot de tijd van Hippocrates. Het actieve ingrediënt in wilgenbast, salicine, werd in de 19e eeuw geïsoleerd en leidde uiteindelijk tot de ontwikkeling van acetylsalicylzuur, beter bekend als aspirine. Vandaag de dag is aspirine een van de meest gebruikte medicijnen ter wereld.

Kinine en kinabast: Kinine, dat wordt gewonnen uit de bast van de kinabastboom, is een ander voorbeeld van een traditioneel middel dat zijn weg heeft gevonden naar de moderne geneeskunde. Het werd van oudsher gebruikt door inheemse volken in Zuid-Amerika om koorts en malaria te behandelen. Europese onderzoekers isoleerden kinine in de 19e eeuw en het werd het belangrijkste middel bij de behandeling en preventie van malaria.

Lovastatine en rode rijst: Lovastatine, een cholesterolverlagend medicijn, is oorspronkelijk afgeleid van een natuurlijk voorkomende stof, rode rijst. Rode rijst is een traditioneel Chinees voedsel en middel dat al eeuwenlang wordt gebruikt om de bloedsomloop te verbeteren en het cholesterolgehalte te verlagen. De ontdekking van lovastatine in de jaren 1970 leidde tot de ontwikkeling van een nieuwe klasse medicijnen, statines, die vandaag de dag op grote schaal worden gebruikt.

Efedrine uit de plant Ephedra: Efedrine, een alkaloïde uit de plant Ephedra (Ma Huang), wordt in de traditionele Chinese geneeskunde gebruikt om astma en andere aandoeningen van de luchtwegen te behandelen. De isolatie en synthese van efedrine in het begin van de 20e eeuw maakte de ontwikkeling van effectievere en veiligere bronchodilatoren en astmamedicijnen mogelijk.

Curcumine uit kurkuma: Kurkuma, een hoofdingrediënt in veel currykruiden, wordt al eeuwenlang gebruikt in de traditionele Indiase geneeskunde (Ayurveda) om verschillende kwalen te behandelen. Het actieve ingrediënt curcumine staat sinds kort in de wetenschappelijke belangstelling vanwege zijn potentiële ontstekingsremmende, antioxiderende en anticarcinogene eigenschappen. Er wordt onderzocht hoe curcumine kan worden gebruikt bij de behandeling en preventie van ziekten zoals kanker, Alzheimer en hartaandoeningen.

Ginkgo Biloba: Ginkgo, een oude boom die gebruikt wordt in de traditionele Chinese geneeskunde, heeft de

aandacht getrokken vanwege zijn potentiële neuropro-
tectieve en circulatiebevorderende eigenschappen.
Ginkgo-extracten worden vaak gebruikt in de moderne
kruidengeneeskunde om het geheugen te verbeteren en
symptomen van dementie te behandelen, hoewel het
wetenschappelijke bewijs nog steeds gemengd is.

Omega-3 vetzuren uit visolie: De traditionele consumptie van vis in veel culturen, vooral in samenlevingen met
een hoge consumptie van zeevis zoals Japan, heeft geleid tot onderzoek naar de gezondheidsvoordelen van
omega-3 vetzuren. Deze worden nu erkend om hun ontstekingsremmende eigenschappen en hun voordelen bij
de preventie van hart- en vaatziekten.

Aloë vera: Het gebruik van aloë vera, zowel in de traditionele geneeskunde van vele culturen als in de traditionele geneeskunde, voor huidverzorging en brandwonden heeft wetenschappelijk onderzoek naar de wond-
helende en vochtinbrengende eigenschappen ervan ge-
stimuleerd.

Gember tegen misselijkheid: Gember wordt in verschillende traditionele geneeskundige systemen gebruikt om misselijkheid en maagklachten te verlichten.
Moderne klinische studies hebben aangetoond dat gember effectief kan zijn bij het verminderen van symptomen van zeeziekte, ochtendmisselijkheid en misselijkheid die gepaard gaat met chemotherapie.

Kamille: Kamille wordt in de traditionele geneeskunde
al eeuwenlang gewaardeerd om zijn kalmerende en

ontstekingsremmende eigenschappen. Moderne studies hebben aangetoond dat kamille kan helpen bij de behandeling van angst- en slaapstoornissen. De ontstekingsremmende en antimicrobiële eigenschappen maken het ook een populaire keuze in huidverzorging.

Zoethoutwortel: In de traditionele Chinese geneeskunde en andere traditionele geneeswijzen wordt zoethoutwortel gebruikt om verschillende kwalen te behandelen. Modern onderzoek heeft aangetoond dat het antivirale en antimicrobiële eigenschappen heeft en mogelijk nuttig kan zijn bij de behandeling van maagzweren en aandoeningen aan de luchtwegen.

Sint-janskruid: Traditioneel werd Sint-janskruid gebruikt om wonden te behandelen en de stemming te verbeteren. Tegenwoordig wordt het vaak gebruikt bij de behandeling van milde tot matige depressies, waarbij onderzoeken de effectiviteit in sommige gevallen bevestigen.

Duivelsklauw: Oorspronkelijk gebruikt in de Afrikaanse traditionele geneeskunde, wordt duivelsklauw nu vaak gebruikt bij de behandeling van ontstekingen en pijn die gepaard gaan met artrose. Onderzoek suggereert dat het pijnstillende en ontstekingsremmende eigenschappen heeft.

Valeriaanwortel: Lang gebruikt in de traditionele geneeskunde om slaap en rust te bevorderen, tonen moderne onderzoeken aan dat valeriaanwortel effectief kan zijn als natuurlijk slaapmiddel bij slapeloosheid.

Wetenschappelijk onderzoek naar dergelijke traditionele geneeswijzen biedt waardevolle inzichten en kan leiden tot de ontwikkeling van nieuwe therapieën in de moderne geneeskunde. Het belang van het behouden en begrijpen van traditionele geneeswijzen en het integreren ervan in moderne therapeutische benaderingen wordt keer op keer erkend.

Grenzen en risico's van traditionele geneeskunde

Hoewel traditionele geneeskunde een belangrijke rol speelt in de geschiedenis van genezing en in veel culturen, heeft het ook bepaalde beperkingen en risico's. Het is belangrijk om rekening te houden met deze aspecten om de veiligheid en effectiviteit van behandelingen te garanderen.

Een van de grootste uitdagingen van de traditionele geneeskunde is het gebrek aan gestandaardiseerde doseringen en bereidingswijzen. Terwijl moderne medicijnen onderworpen zijn aan strenge controles en testen om de dosering, zuiverheid en werkzaamheid te garanderen, zijn veel volksremedies variabel in hun samenstelling en concentratie. Deze variabiliteit kan leiden tot inconsistente behandelresultaten en maakt het moeilijk om de werkzaamheid en veiligheid te evalueren.

Er bestaat ook een risico op interacties met conventionele geneesmiddelen. Veel patiënten informeren hun arts niet over het gebruik van volksgeneesmiddelen, wat kan leiden tot gevaarlijke interacties. Sommige kruiden en natuurlijke producten kunnen de effectiviteit van receptgeneesmiddelen verminderen of ongewenste bijwerkingen versterken.

De wisselwerking tussen kruiden, natuurlijke producten en voorgeschreven medicijnen is een belangrijk onderwerp dat vaak onderschat wordt. Veel mensen gaan ervan uit dat natuurlijke producten automatisch veilig zijn, maar dat is niet altijd het geval, vooral niet als ze samen met andere medicijnen worden gebruikt.

Een veelgebruikt voorbeeld is sint-janskruid, een populaire kruidenremedie die vaak wordt gebruikt om depressies te behandelen. Het kan echter de werking van veel voorgeschreven medicijnen verstoren, waaronder antidepressiva, anticonceptiepillen en bepaalde hartmedicijnen. Dit komt doordat sint-janskruid de activiteit van enzymen in de lever verhoogt, die verantwoordelijk zijn voor het afbreken van veel medicijnen. Dit kan ertoe leiden dat deze medicijnen sneller worden afgebroken en daardoor minder effectief zijn.

Een ander voorbeeld is knoflook, dat de bloedstolling kan beïnvloeden. Als knoflook samen met bloedverdunners zoals warfarine wordt ingenomen, kan dit het risico op bloedingen verhogen.

Ginkgo biloba, vaak gebruikt om het geheugen te verbeteren en symptomen van dementie te behandelen, kan ook problematisch zijn. Als het wordt gecombineerd met antidepressiva of bloedverdunners, kan het leiden tot onverwachte bijwerkingen, zoals een verhoogd risico op bloedingen.

Ginseng, dat vaak gebruikt wordt om energie te verhogen, kan het effect van bloedsuikerverlagende medicatie en bloeddrukverlagende medicatie beïnvloeden. Dit kan leiden tot gevaarlijk lage bloedsuiker- of bloeddrukwaarden.

Het is ook belangrijk om te weten dat de kwaliteit en zuiverheid van kruidenproducten kan variëren. In sommige gevallen bevatten deze producten niet-aangegeven toevoegingen of onzuiverheden die extra risico's met zich mee kunnen brengen.

Het belangrijkste is dat mensen die voorgeschreven medicijnen gebruiken hun arts of apotheker informeren voordat ze kruiden- of natuurproducten gebruiken. Zo kan de zorgverlener mogelijke interacties beoordelen en de juiste aanbevelingen doen. Dit is belangrijk om ervoor te zorgen dat de behandeling zowel veilig als effectief is.

Een ander risico is de kwaliteit en zuiverheid van de gebruikte stoffen. Traditionele medische producten zijn vaak niet onderworpen aan dezelfde regelgevende normen als conventionele medicijnen. Verontreiniging, vervalsing of onjuiste etikettering kunnen patiënten blootstellen aan onbekende risico's.

Een van de grootste problemen is vervuiling. Traditionele producten kunnen vervuild zijn met zware metalen, pesticiden of andere giftige stoffen, wat ernstige gezondheidsrisico's met zich mee kan brengen. Deze verontreinigingen kunnen ontstaan door onjuiste teelt-, oogst- of

verwerkingspraktijken. Blootstelling aan dergelijke ve-
rontreinigende stoffen, vooral gedurende lange perioden, kan leiden tot een scala aan gezondheidsproblemen, van acute vergiftigingsverschijnselen tot langeter-
mijneffecten zoals schade aan organen of kanker.

Een ander probleem is vervalsing. Sommige fabrikanten
voegen opzettelijk farmaceutische stoffen toe aan hun
producten om de effectiviteit ervan te vergroten. Deze
vervalsingen zijn niet alleen illegaal, maar ook gevaarlijk, omdat de toegevoegde stoffen onverwachte of ernstige
bijwerkingen kunnen veroorzaken, vooral als de ge-
bruiker al andere medicijnen gebruikt.

Verkeerde etikettering is ook een ernstig probleem. In
sommige gevallen zijn de ingrediënten die op het etiket
vermeld staan onvolledig, misleidend of helemaal niet
waar. Dit kan vooral problematisch zijn voor consumenten die allergisch zijn voor bepaalde stoffen of die specifieke medicijnen gebruiken die een wisselwerking
kunnen hebben met bepaalde kruiden. Onjuiste etikettering kan dus niet alleen de effectiviteit van het product
aantasten, maar ook leiden tot gevaarlijke complicaties
voor de gezondheid.

Er is ook het probleem van onvoldoende wetenschappelijk bewijs voor veel traditionele geneeswijzen. Hoewel sommige traditionele geneeswijzen zijn onderzocht
in wetenschappelijke studies en hun werkzaamheid is
bevestigd, is er voor een groot deel geen degelijk klinisch bewijs. Dit betekent niet noodzakelijkerwijs dat

deze middelen niet effectief zijn, maar dat de effecten ervan niet grondig zijn onderzocht en begrepen.

Er is ook een risico van verkeerde diagnoses en het opgeven van conventionele behandelingen. Soms nemen mensen uitsluitend hun toevlucht tot volksgeneesmiddelen, zelfs voor ernstige of progressieve aandoeningen waarbij een vroegtijdige conventionele medische behandeling van cruciaal belang zou zijn. Dit kan leiden tot een verslechtering van de gezondheid en gemiste diagnostische kansen.

Om deze risico's te minimaliseren, is het belangrijk dat behandelaars zich bewust zijn van de beperkingen en mogelijke gevaren en traditionele geneeskunde gebruiken als aanvulling op, en niet als vervanging van, conventionele geneeskunde. Daarnaast is een open communicatie tussen patiënten en hun zorgverleners over alle vormen van behandeling die worden toegepast cruciaal voor een veilige en effectieve gezondheidszorg.

Regionale rechtsmiddelen en hun toepassingen

Het regionale karakter van volksremedies is een fascinerend onderwerp, omdat traditionele geneeskunde zich ontwikkelt op basis van lokale omstandigheden, de daar beschikbare middelen en de culturele geschiedenis van een regio. Volksremedies weerspiegelen vaak de relatie van een gemeenschap met haar natuurlijke omgeving en maken gebruik van de helende eigenschappen van planten, mineralen en andere hulpbronnen die in hun lokale omgeving te vinden zijn.

Op het platteland en in afgelegen gebieden, waar de toegang tot moderne medische zorg beperkt kan zijn, spelen volksgeneesmiddelen een bijzonder belangrijke rol. Ze zijn vaak het resultaat van eeuwenlange observatie van en ervaring met de lokale flora en fauna en worden van generatie op generatie doorgegeven. Deze remedies zijn diep geworteld in de lokale cultuur en weerspiegelen niet alleen medische kennis, maar ook spirituele en sociale aspecten van de gemeenschap.

Mensen in bergachtige gebieden gebruiken bijvoorbeeld vaak planten die op grotere hoogte groeien en speciale eigenschappen hebben vanwege de extreme weersomstandigheden en de bodemsamenstelling. In kustgebieden worden daarentegen vaak algen en zeeplanten gebruikt, die rijk zijn aan mineralen en waarvan wordt gezegd dat ze speciale helende eigenschappen hebben.

De verscheidenheid aan volksgeneesmiddelen is enorm en varieert sterk afhankelijk van de geografische locatie, het klimaat en de biodiversiteit van een regio. In tropische gebieden is er bijvoorbeeld een grote verscheidenheid aan geneeskrachtige planten en kruiden die in de traditionele geneeskunde worden gebruikt, terwijl in woestijngebieden vaak geneeskrachtige planten worden gebruikt die zijn aangepast aan extreme droogte.

Bovendien weerspiegelen volksgeneeswijzen vaak het historische en culturele erfgoed van een regio. In veel culturen zijn traditionele geneeswijzen nauw verbonden met religieuze en spirituele overtuigingen en wordt genezing niet alleen gezien als een fysiek maar ook als een spiritueel proces.

In Azië zijn geneeswijzen zeer divers en diep geworteld in culturele tradities, variërend van oude methoden tot moderne technieken. Vooral opvallend is het holistische begrip van gezondheid, waarbij lichaam, geest en ziel als een geïntegreerd systeem worden gezien. In China bijvoorbeeld heeft de traditionele Chinese geneeskunde zich ontwikkeld tot acupunctuur, kruidengeneeskunde, Tuina massage en Qi Gong en is gebaseerd op het concept van Qi, of levensenergie. Onevenwichtigheden in de Qi-stroom worden hier gezien als de oorzaak van ziekte.

In India heeft Ayurveda een vergelijkbaar alomvattend systeem ontwikkeld dat gebaseerd is op de harmonisatie van lichaam, geest en omgeving en verschillende behandelingsvormen omvat zoals voedingstherapie, kruidengeneeskunde, yoga en meditatie. Ayurveda classificeert individuen op basis van dosha-types en therapieën worden hierop aangepast.

De Japanse Kampo-geneeskunde, een aanpassing van de traditionele Chinese geneeskunde, biedt een unieke benadering die zich voornamelijk richt op kruidentherapieën en minder nadruk legt op acupunctuur. Kampodiagnose legt de nadruk op zorgvuldig onderzoek van de patiënt en omvat methoden zoals tong- en polsdiagnose.

Korea heeft daarentegen zijn eigen vorm van traditionele geneeskunde ontwikkeld, die elementen overneemt uit de Chinese geneeskunde maar ook eigen technieken bevat zoals handacupunctuur, waarbij de hand wordt gezien als een representatie van het hele lichaam. Korea heeft ook een eigen systeem van kruidengeneeskunde.

Tot slot is Thaise massage, die drukpunttechnieken combineert met yoga-achtige stretches en erop gericht is de energiekanalen van het lichaam in balans te brengen, beroemd in Thailand. Het gebruik van geneeskrachtige kruiden speelt hier ook een belangrijke rol.

Deze Aziatische geneeswijzen worden zowel voor preventieve gezondheidsmaatregelen als voor de behandeling van specifieke ziekten gebruikt en hebben in hun lange gebruiksgeschiedenis hun effectiviteit bewezen. Recentelijk hebben ze ook in het Westen steeds meer erkenning en populariteit gekregen nu steeds meer

mensen zich richten op een integratieve kijk op gezondheidszorg.

Traditionele geneeskunde uit Azië

Azië wordt beschouwd als een centrum van traditionele
geneeskunde om historische, culturele en geografische
redenen. Deze regio van de wereld heeft een lange geschiedenis en een diepgewortelde culturele traditie die
zich in de loop van duizenden jaren heeft ontwikkeld.
De traditionele geneeskunde in Azië weerspiegelt dit
rijke historische en culturele erfgoed en is diep geworteld in alledaagse levensstijlen, religieuze overtuigingen
en filosofische ideeën.

Een belangrijke reden voor de centrale rol van Azië in de
traditionele geneeskunde is de lange, ononderbroken
geschiedenis van de medische praktijk in de regio. Systemen zoals de traditionele Chinese geneeskunde en
Ayurveda gaan duizenden jaren terug. Deze systemen
hebben zich over lange perioden kunnen ontwikkelen
en verfijnen zonder in hun kern te worden veranderd
door grote verstoringen zoals oorlogen of kolonisatie.
Gedurende deze tijd zijn er uitgebreide medische teksten en behandelprotocollen geschreven, die vandaag de
dag nog steeds de basis vormen voor de praktijk.

De diversiteit en rijkdom aan natuurlijke hulpbronnen
in Azië spelen ook een belangrijke rol. Het continent
heeft een enorme biologische diversiteit, wat heeft geleid tot een uitgebreid arsenaal aan geneeskrachtige
kruiden en planten. Deze natuurlijke hulpbronnen

hebben de basis gevormd voor de ontwikkeling van complexe systemen van kruidengeneeskunde, die een centraal onderdeel vormen van veel traditionele medische praktijken in Azië.

Daarnaast zijn de filosofische en spirituele tradities van Azië, zoals het taoïsme, boeddhisme en hindoeïsme, nauw verbonden met de concepten van traditionele geneeskunde. Deze religies en filosofieën benadrukken de harmonie tussen mens en natuur en het belang van evenwicht en heelheid. Deze opvattingen hebben de ontwikkeling en principes van traditionele medische systemen aanzienlijk beïnvloed.

Ten slotte heeft ook de sociale en culturele acceptatie een belangrijke invloed. In veel Aziatische landen is traditionele geneeskunde diep geïntegreerd in het gezondheidszorgsysteem en wordt het vaak gebruikt als een aanvullende of alternatieve behandeling voor westerse medische praktijken. Deze integratie heeft bijgedragen aan het behoud en de bevordering van traditionele medische kennis.

Al deze factoren - de lange geschiedenis, de rijke natuurlijke hulpbronnen, de filosofische grondslagen en de sociale acceptatie - dragen ertoe bij dat Azië een belangrijk centrum van traditionele geneeskunde is en blijft.

Traditionele geneeskunde in Azië omvat een verscheidenheid aan praktijken, filosofieën en therapeutische benaderingen die in de loop van duizenden jaren zijn ontwikkeld. Deze systemen zijn gebaseerd op een diep begrip van de balans tussen lichaam, geest en omgeving en maken vaak gebruik van natuurlijke producten en holistische methoden om ziekten te behandelen en te voorkomen. De bekendste traditionele geneeswijzen in Azië zijn traditionele Chinese geneeskunde (TCM), Ayurveda en traditionele Koreaanse geneeskunde.

De Traditionele Chinese Geneeskunde, die zijn wortels heeft in de oude Chinese filosofie, ziet gezondheid als een toestand van evenwicht in het lichaam, met name in de stroom van vitale energie, bekend als Qi. TCM-praktijken omvatten acupunctuur, kruidengeneeskunde, tuina (een vorm van manuele therapie), qigong (een praktijk die beweging en ademhaling combineert) en voedingstherapie. De diagnose in TCM is vaak gebaseerd op de beoordeling van de pols, de toestand van de tong en andere fysieke tekenen om onevenwichtigheden in het lichaam op te sporen.

Ayurveda, het traditionele Indiase geneeskundige systeem, is gebaseerd op het idee van drie basissoorten energie of dosha's: Vata, Pitta en Kapha. Gezondheid wordt gezien als een toestand van harmonie tussen deze dosha's, het lichaam, de geest en de omgeving. Ayurvedische behandelingen omvatten kruidengeneeskunde, veranderingen in het dieet, massages, meditatie en yoga. Ayurveda legt de nadruk op het voorkomen van ziekten en het bevorderen van een lang leven door middel van een holistische benadering.

De traditionele Koreaanse geneeskunde deelt veel concepten met TCM, maar heeft ook zijn eigen unieke praktijken en theorieën. Het omvat acupunctuur, moxibustie (een therapie waarbij aangedane lichaamsdelen worden behandeld met verwarmde kruiden), Koreaanse kruidengeneeskunde en gespecialiseerde manuele therapieën.

Ondanks hun populariteit en diepe historische wortels worden deze traditionele medische systemen vaak geconfronteerd met uitdagingen in de moderne medische wereld. Hoewel veel mensen baat hebben bij hun behandelingen, zijn er zorgen over de standaardisatie, wetenschappelijke validatie en veiligheid van sommige praktijken. Onderzoek op deze gebieden wordt steeds belangrijker naarmate de belangstelling voor alternatieve en aanvullende therapieën toeneemt. De integratie van traditionele methoden in de moderne gezondheidszorg vereist zorgvuldige evaluatie en aanpassing om zowel de werkzaamheid als de veiligheid voor patiënten te garanderen.

In de traditionele Chinese geneeskunde staat het concept van de vijf elementen - hout, vuur, aarde, metaal en water - centraal. Deze elementen worden in verband gebracht met verschillende organen, emoties en fysiologische processen. De behandeling is erop gericht om onevenwichtigheden tussen deze elementen in evenwicht te brengen. TCM omvat ook unieke diagnostische methoden, zoals tongdiagnose en polsdiagnose, waarbij het uiterlijk van de tong en de kwaliteit van de pols worden geanalyseerd om inzicht te krijgen in de toestand van de patiënt.

Ayurveda legt niet alleen de nadruk op lichamelijke, maar ook op geestelijke en spirituele gezondheid. Het beschouwt de mens als onderdeel van een groter universum en benadrukt de noodzaak om in harmonie met de natuurlijke wereld te leven. Voeding speelt een belangrijke rol in Ayurveda, waarbij voedsel en kruiden worden geselecteerd op basis van individuele doshas en huidige onevenwichtigheden.

Hoewel de traditionele Koreaanse geneeskunde veel praktijken deelt met TCM, heeft het ook specifieke vormen van behandeling ontwikkeld, zoals Saam acupunctuur, een techniek die zich richt op de vijf elementen en gebruik maakt van specifieke acupunctuurpunten.

Meer recentelijk is er een groeiende acceptatie en integratie van deze traditionele geneeswijzen in het Westen, vaak als onderdeel van integratieve geneeskunde die traditionele en moderne praktijken combineert. Deze ontwikkeling gaat gepaard met een toenemend aantal klinische onderzoeken om de werkzaamheid en veiligheid van deze traditionele benaderingen te valideren.

Traditionele geneeskunde uit Afrika

Traditionele geneeskunde in Afrika is een integraal onderdeel van de cultuur en het gezondheidszorgsysteem van het continent. Het omvat een breed scala aan praktijken, remedies en spirituele rituelen die diep geworteld zijn in de geschiedenis en traditie van de verschillende volkeren. De diversiteit van de Afrikaanse traditionele geneeskunde weerspiegelt de culturele en biologische diversiteit van het continent.

In veel Afrikaanse gemeenschappen wordt gezondheid gezien als een staat van evenwicht die zowel fysieke als spirituele aspecten omvat. Ziekte wordt vaak gezien als het resultaat van een onbalans of disharmonie die veroorzaakt kan worden door natuurlijke, sociale en spirituele factoren. Behandeling omvat daarom niet alleen fysieke remedies, maar ook spirituele genezing, rituelen en gebeden.

Genezers, vaak traditionele genezers, sjamanen of medicijnmannen en -vrouwen genoemd, spelen een centrale rol in de Afrikaanse traditionele geneeskunde. Ze zijn niet alleen experts in het gebruik van geneeskrachtige planten en andere natuurlijke remedies, maar fungeren ook als spirituele gidsen en adviseurs. Hun kennis wordt meestal doorgegeven via mondelinge overlevering en praktische training.

Kruidengeneeskunde is een belangrijk onderdeel van de traditionele Afrikaanse geneeskunde. Afrika, met zijn rijke biodiversiteit en lange traditie van inheemse kennis, biedt een enorme rijkdom aan geneeskrachtige planten die al eeuwenlang in de lokale geneeskunde worden gebruikt.

Traditionele Afrikaanse geneeskunde is gebaseerd op kennis en ervaring die generaties lang is verzameld en doorgegeven. In veel Afrikaanse culturen zijn genezers of traditionele medicijnmannen de beheerders van deze kennis. Ze gebruiken een verscheidenheid aan planten en kruiden om een breed scala aan ziekten te behandelen, van infectieziekten tot chronische aandoeningen.

Deze praktijken zijn niet alleen gebaseerd op empirische kennis over de helende eigenschappen van bepaalde planten, maar zijn vaak ook diep geworteld in de spirituele en culturele overtuigingen van de gemeenschappen. Veel traditionele Afrikaanse medicijnmannen zien ziekte als een verstoring van het evenwicht die niet alleen invloed heeft op het lichaam, maar ook op de geest en de sociale omgeving van het individu. De behandeling is daarom vaak gericht op het herstellen van een holistisch evenwicht.

Sommige planten die veel gebruikt worden in de traditionele Afrikaanse geneeskunde staan nu ook internationaal in de belangstelling. Zo wordt rooibos (Aspalathus linearis), oorspronkelijk uit Zuid-Afrika, wereldwijd gewaardeerd om zijn antioxiderende eigenschappen. Ook de plant Artemisia annua, die gebruikt wordt in de traditionele Chinese geneeskunde, wordt in delen van Afrika gebruikt voor de behandeling van malaria nadat de effectiviteit ervan tegen malariaverwekkers was ontdekt.

Het continent heeft een rijke flora en veel planten worden gewaardeerd om hun geneeskrachtige eigenschappen. Deze planten worden gebruikt om een breed scala aan kwalen te behandelen, van eenvoudige kwalen tot complexe ziekten. In sommige gevallen heeft wetenschappelijk onderzoek de effectiviteit van deze traditionele remedies bevestigd.

Hier zijn enkele voorbeelden:

Aloë vera: Aloë vera staat bekend om zijn verzachtende, helende en hydraterende eigenschappen en wordt in veel Afrikaanse culturen gebruikt om huidproblemen zoals brandwonden, wonden en uitslag te behandelen.

Rooibos (Aspalathus linearis): rooibos komt oorspronkelijk uit Zuid-Afrika en staat bekend om zijn antioxiderende eigenschappen. Het wordt vaak geconsumeerd als kruidenthee en heeft ontstekingsremmende en mogelijk kankerwerende effecten.

Duivelsklauw (Harpagophytum procumbens): Wordt in de traditionele geneeskunde gebruikt om pijn te verlichten, vooral bij gewrichtsaandoeningen zoals artritis, en om spijsverteringsproblemen te behandelen.

Baobab (Adansonia): De baobabboom, die vaak de "levensboom" wordt genoemd, levert vruchten die rijk zijn aan vitamine C, calcium, ijzer en vezels. De vruchten en bladeren van de baobab worden traditioneel gebruikt om astma, diarree, koorts en andere ziekten te behandelen.

Afrikaanse alsem (Artemisia afra): In de traditionele geneeskunde wordt deze plant gebruikt om hoesten, verkoudheid en griep te behandelen. Zijn familielid, Artemisia annua, wordt gebruikt om malaria te behandelen.

Umckaloabo (Pelargonium sidoides): Deze Zuid-Afrikaanse plant wordt vaak gebruikt om infecties van de luchtwegen en bronchitis te behandelen. Studies suggereren dat het antivirale en antibacteriële eigenschappen heeft.

Afrikaanse goudsbloem (Calendula officinalis): traditioneel gebruikt voor zijn helende eigenschappen bij huidproblemen, wonden en ontstekingen.

Kolanoot (Cola nitida en Cola acuminata): Wordt veel gebruikt in West-Afrika. Het staat bekend om zijn stimulerende eigenschappen vanwege het cafeïnegehalte en wordt traditioneel gebruikt om energie op te wekken en hoofdpijn te behandelen.

Morinda lucida: Wordt in West-Afrika gebruikt om malaria en koorts te behandelen.

Yohimbe (Pausinystalia yohimbe): De bast van deze boom, die voorkomt in Centraal- en West-Afrika, wordt traditioneel gebruikt om seksuele disfunctie te behandelen en staat bekend om zijn lustopwekkende eigenschappen.

Moringa Oleifera: ook wel bekend als de "wonderboom", wordt in veel delen van Afrika gebruikt. De bladeren, zaden en wortels van de moringaboom zijn rijk aan vitaminen, mineralen en antioxidanten. Ze worden gebruikt om het immuunsysteem te versterken, bloedarmoede en artritis te behandelen en als algemeen tonicum.

Afrikaanse geranium (Pelargonium sidoides): Wordt vaak gebruikt om aandoeningen van de luchtwegen, bronchitis en tonsillitis te behandelen. Het zou ook antivirale en antibacteriële eigenschappen hebben.

Hoodia Gordonii: een cactussoort die traditioneel door de San Bosjesmannen van de Kalahariwoestijn werd gebruikt als eetlustremmer en dorstlesser. Hoodia wordt tegenwoordig vaak gebruikt in dieetproducten.

Senna Alexandrina: staat bekend om zijn laxerende werking en wordt traditioneel gebruikt om constipatie te behandelen.

Afrikaanse duivelsklauw (Harpagophytum procumbens): Wordt gebruikt om pijn en ontstekingen te verlichten, vooral bij gewrichtsaandoeningen zoals artritis.

Warburgia Ugandensis: wordt vaak gebruikt voor de behandeling van malaria, astma en als antimicrobieel middel.

Afrikaanse slaapziekteplant (Craibia zimmermannii): Traditioneel gebruikt om slaapziekte te behandelen.

Bittere meloen (Momordica charantia): Staat bekend om zijn anti-diabetische eigenschappen en wordt gebruikt om de bloedsuikerspiegel te verlagen.

Jatropha Curcas: Traditioneel gebruikt om gastro-intestinale aandoeningen te behandelen en wonden te genezen.

Neem (Azadirachta indica): Hoewel neem oorspronkelijk uit India komt, is het wijdverspreid in vele delen van Afrika en wordt het gewaardeerd om zijn antiseptische, antivirale en schimmelwerende eigenschappen.

Naast kruidengeneesmiddelen worden ook andere materialen zoals dierlijke producten, mineralen en symbolische voorwerpen gebruikt voor genezingsdoeleinden in de traditionele Afrikaanse geneeskunde. De selectie en bereiding van deze middelen is vaak gebaseerd op complexe kennis en culturele overtuigingen.

Traditionele Afrikaanse geneeskunde beperkt zich niet tot kruidenremedies, maar omvat ook een verscheidenheid aan andere materialen zoals dierlijke producten, mineralen en symbolische voorwerpen die gebruikt worden voor genezingsdoeleinden. Deze praktijken zijn diep geworteld in de culturele overtuigingen en tradities van de verschillende gemeenschappen en weerspiegelen een holistisch begrip van gezondheid en ziekte.

In veel Afrikaanse culturen worden delen van dieren zoals botten, organen, vet en bloed gebruikt als medicijn. Deze materialen worden vaak gebruikt voor specifieke doeleinden, zoals versterking, behandeling van ontstekingen of verlichting van pijn. In sommige tradities gelooft men dat bepaalde dieren speciale krachten of eigenschappen hebben die kunnen helpen bij de behandeling van ziekten.

Verschillende mineralen en aarden worden ook gebruikt in de traditionele geneeskunde. Ze worden vaak verwerkt tot remedies in poedervorm of op andere manieren gebruikt bij behandelingen. Deze mineralen worden deels gebruikt vanwege hun vermeende fysieke eigenschappen, maar ook deels vanwege hun symbolische betekenis.

Het gebruik van symbolische voorwerpen, rituelen en ceremonies speelt een belangrijke rol in veel Afrikaanse genezingstradities. Dit kan het gebruik van speciale amuletten, talismannen of andere voorwerpen inhouden om bescherming of genezing te bieden. Rituelen en ceremonies, vaak uitgevoerd door traditionele genezers of sjamanen, kunnen deel uitmaken van het genezingsproces en zijn bedoeld om zowel het lichaam als de geest te behandelen.

De selectie en bereiding van deze remedies waren vaak gebaseerd op complexe kennis die diep geworteld is in de geschiedenis, tradities en culturele gebruiken van de gemeenschappen. Deze praktijken zijn niet alleen gericht op het behandelen van lichamelijke symptomen, maar houden ook rekening met spirituele, psychologische en sociale aspecten van welzijn.

Het is belangrijk om op te merken dat deze traditionele praktijken en overtuigingen variëren in verschillende regio's en gemeenschappen en dat ze vaak naast moderne medische praktijken bestaan. Sommige van deze traditionele methoden worden ondersteund door wetenschappelijk onderzoek, maar andere hebben geen wetenschappelijke basis. Daarom moeten dergelijke behandelingen met voorzichtigheid worden bekeken en moeten zowel traditionele als moderne medische perspectieven in overweging worden genomen.

Ondanks de toenemende globalisering en de verspreiding van de westerse geneeskunde, blijft de traditionele geneeskunde een essentieel onderdeel van de gezondheidszorg in veel Afrikaanse landen. Het is niet alleen belangrijk om praktische redenen, omdat het vaak de enige beschikbare of betaalbare vorm van behandeling is, maar het heeft ook een diepe culturele en spirituele betekenis voor de mensen. Het behouden en bevorderen van deze traditionele kennis is daarom niet alleen belangrijk voor de gezondheidszorg, maar ook voor de culturele identiteit en het erfgoed van Afrika.

Traditionele geneeskunde uit Europa

Volksgeneeskunde in Europa heeft ook een rijke en complexe geschiedenis, die diep geworteld is in lokale tradities en de relatie van mensen met hun natuurlijke omgeving. In Europa varieert de volksgeneeskunde sterk van regio tot regio, maar over het algemeen weerspiegelt het een diepgaande kennis van de helende kracht van planten, mineralen en andere natuurlijke bronnen, gecombineerd met praktijken die voortkomen uit lokale tradities en geloofssystemen.

In veel delen van Europa was de volksgeneeskunde nauw verbonden met de jaarlijkse cyclus en de bijbehorende festivals. Bepaalde kruiden werden bijvoorbeeld verzameld op speciale tijden, zoals de zomerzonnewende, wanneer men geloofde dat ze bijzonder effectief waren. Kennis over geneeskrachtige planten en het gebruik ervan werd vaak mondeling doorgegeven van de ene generatie op de volgende, waarbij vrouwen, vooral vroedvrouwen en zogenaamde "wijze vrouwen", vaak de dragers waren van deze kennis.

In Europa heeft de kruidengeneeskunde altijd een centrale rol gespeeld in de traditionele geneeskunde. Kruiden zoals kamille, pepermunt, lavendel en sint-janskruid staan niet alleen bekend om hun geneeskrachtige werking, maar worden ook gebruikt in verschillende culturele en spirituele contexten. Deze diepgewortelde praktijk weerspiegelt de uitgebreide kennis van de helende eigenschappen van planten en hun gebruik in de gezondheidszorg.

Kamille wordt bijvoorbeeld gewaardeerd om zijn kalmerende en ontstekingsremmende eigenschappen en wordt gebruikt voor verschillende kwalen zoals maag- en darmproblemen of voor ontspanning bij stress en slaapstoornissen. Pepermunt wordt vaak gebruikt bij spijsverteringsproblemen en hoofdpijn, terwijl lavendel bekend staat om zijn kalmerende effecten en vaak wordt gebruikt om angst te verlichten. Sint-janskruid wordt vooral gebruikt bij milde tot matige depressies.

Naast hun geneeskrachtige eigenschappen speelden deze kruiden ook een belangrijke rol in verschillende rituelen en werden ze gebruikt als beschermende spreuken. Lavendel werd bijvoorbeeld niet alleen gewaardeerd om zijn geur en kalmerende werking, maar werd ook in huizen opgehangen om boze geesten af te weren.

Kruiden zoals bijvoet werden gebruikt in rituele zuiveringen en in beschermende amuletten.

De traditionele kennis over de bereiding en dosering van deze kruiden was cruciaal voor hun effectiviteit. Deze kennis omvatte welke delen van de plant gebruikt moesten worden, hoe ze verzameld, gedroogd en bewaard moesten worden en de juiste dosering en combinatie van verschillende kruiden. Deze kennis werd vaak mondeling doorgegeven van generatie op generatie en is deels gedocumenteerd in oude kruidenboeken.

Tegenwoordig worden veel traditionele geneeskrachtige kruiden ook gebruikt in de moderne geneeskunde. De actieve bestanddelen van sommige planten zijn geïsoleerd en dienen als basis voor farmaceutische preparaten. Deze integratie is een fascinerend proces dat laat zien hoe oude kennis en moderne wetenschap kunnen samenwerken.

Een klassiek voorbeeld hiervan is wilgenbast, dat salicylzuur bevat. Dit werd gebruikt als basis voor de ontwikkeling van aspirine, een van de meest gebruikte pijnstillers.

Een ander voorbeeld is ergotamine, dat wordt gewonnen uit de moederkorenzwam en in de geneeskunde wordt gebruikt om migraine en andere hoofdpijnen te behandelen. Het bekende kankermedicijn paclitaxel, dat oorspronkelijk werd gewonnen uit de bast van de taxusboom, laat ook zien hoe traditionele medicinale planten de ontwikkeling van moderne medicijnen kunnen beïnvloeden.

De ontwikkeling van geneesmiddelen uit traditionele medicinale kruiden is echter een complex proces. Het vereist uitgebreid onderzoek en klinische proeven om de veiligheid en werkzaamheid van de actieve ingrediënten te garanderen. Daarnaast moeten wetenschappers en artsen rekening houden met de juiste dosering en mogelijke interacties met andere medicijnen.

De uitdaging ligt ook in het vinden van een balans tussen het behouden van traditionele geneeswijzen en het toepassen van strenge wetenschappelijke normen. Hoewel de moderne geneeskunde veel van de principes van traditionele medicinale kruiden overneemt, wil zij deze graag gebruiken binnen een op bewijs gebaseerd kader. Dit betekent dat alle medische interventies, inclusief medicijnen die zijn afgeleid van medicinale kruiden, moeten worden ondersteund door wetenschappelijk onderzoek en klinische proeven.

De kruidengeneeskunde in Europa is daarom een levend voorbeeld van hoe traditionele kennis en moderne wetenschap kunnen samenwerken om de gezondheidszorg te verrijken. Het toont het belang aan van het behoud van traditionele kennis en de noodzaak om deze kennis te testen en aan te vullen met wetenschappelijke methoden.

Maar de volksgeneeskunde in Europa werd van oudsher ook gekenmerkt door bijgeloof en magische praktijken.

Genezingsrituelen, zegeningen en bezweringen maakten vaak deel uit van het genezingsproces. Dit weerspiegelde de opvatting van die tijd dat gezondheid en ziekte naast lichamelijke ook spirituele en bovennatuurlijke oorzaken konden hebben. Dit begrip van gezondheid en ziekte als een samenspel van fysieke, spirituele en bovennatuurlijke factoren was wijdverspreid in vele culturen en tijdperken.

Helende rituelen en bezweringen: In veel Europese tradities waren rituelen en bezweringen een integraal onderdeel van het genezingsproces. Deze praktijken waren vaak gebaseerd op het geloof dat ziekten veroorzaakt konden worden door boze geesten, het boze oog of andere bovennatuurlijke krachten. Genezingsrituelen, waaronder het opzeggen van gebeden, zegeningen of speciale bezweringen, waren bedoeld om deze negatieve invloeden af te weren of te genezen.

Kruidengeneeskunde en amuletten: Naast rituelen en gebeden speelden ook natuurlijke remedies zoals kruiden een belangrijke rol. Deze werden vaak verzameld in combinatie met bepaalde rituelen of op bepaalde tijdstippen (bv. tijdens volle maan) om hun doeltreffendheid te maximaliseren. Amuletten of talismannen, voorzien van bepaalde symbolen, werden gedragen of bewaard in huizen om bescherming en genezing te bevorderen.

Wijze vrouwen en genezers: Het waren vaak lokale genezers, kruidenvrouwen of zogenaamde "wijze vrouwen" (in sommige regio's ook wel heksen genoemd) die deze genezingspraktijken uitvoerden. Zij hadden een uitgebreide kennis van lokale medicinale planten en traditionele geneeswijzen en waren vaak de belangrijkste gezondheidsadviseurs in plattelandsgemeenschappen.

De rol van de kerk en het christendom: De christelijke kerk speelde ook een belangrijke rol in de middeleeuwse en vroegmoderne geneeskunde in Europa. Veel genezingspraktijken waren verbonden met religieuze rituelen en het geloof in de genezende krachten van heiligen. Bedevaarten naar heilige plaatsen, het aanroepen van beschermheiligen voor bepaalde ziekten en het gebruik van gewijde voorwerpen maakten allemaal deel uit van de genezingstradities.

Overgang naar wetenschappelijke geneeskunde: Met de komst van de Renaissance en later de Verlichting begon het begrip van ziekte en gezondheid te veranderen. De invloed van religie en bijgeloof op de geneeskunde nam geleidelijk af, terwijl empirische observatie en wetenschappelijk onderzoek aan belang wonnen.

Deze historische praktijken van de volksgeneeskunde weerspiegelen een veelzijdig begrip van gezondheid en ziekte dat veel verder ging dan de puur fysieke aspecten. Ze laten zien hoe in het verleden het gebrek aan moderne medische kennis werd gecompenseerd door een complex systeem van overtuigingen en praktijken die rekening hielden met zowel de fysieke als de spirituele dimensies van het menselijk leven. Hoewel veel van deze praktijken nu als achterhaald of bijgelovig worden beschouwd, vormen ze een belangrijk deel van het culturele erfgoed en dragen ze bij aan het begrijpen van de ontwikkeling van de geneeskunde en de opvattingen van de samenleving over gezondheid en ziekte.

Met de komst van de moderne geneeskunde in de 19e en 20e eeuw begon de traditionele volksgeneeskunde aan belang in te boeten, maar in veel plattelandsgebieden bleef ze bestaan. Recentelijk heeft de volksgeneeskunde in Europa een soort renaissance beleefd door een groeiende interesse in natuurlijke en holistische geneeswijzen. Dit heeft geleid tot een herontdekking en herwaardering van traditionele geneeskrachtige planten en praktijken.

Vandaag de dag wordt de Europese volksgeneeskunde erkend als onderdeel van ons cultureel erfgoed en als een waardevolle bron voor alternatieve en aanvullende geneeswijzen. In veel landen worden inspanningen gedaan om deze traditionele kennis te documenteren en te bewaren voor toekomstige generaties. Tegelijkertijd wordt de effectiviteit van veel traditionele geneeskrachtige planten en methoden wetenschappelijk onderzocht om ze mogelijk te integreren in de moderne medische praktijk.

Volksgeneeskunde in Europa biedt daarom niet alleen inzicht in de culturele geschiedenis van het continent, maar ook in de manier waarop mensen door de eeuwen heen hun gezondheid hebben begrepen en verzorgd. Het staat voor een verbinding met de natuur en een holistische kijk op gezondheid en welzijn die vandaag de dag nog steeds relevant is.

Inheemse geneeswijzen in Amerika

Inheemse geneeswijzen in Amerika hebben zich in de loop van duizenden jaren ontwikkeld. Deze geneeswijzen zijn geworteld in de diepgewortelde tradities en overtuigingen van de verschillende inheemse volkeren van het continent en weerspiegelen een nauwe band met de natuur, het spirituele en de kosmos. Ze variëren sterk tussen de verschillende culturen en regio's van Amerika, van de Inuit in het hoge noorden tot de inheemse volkeren van Zuid-Amerika, en omvatten een breed scala aan praktijken, rituelen en remedies.

Een essentieel onderdeel van inheemse geneeswijzen is het gebruik van geneeskrachtige planten en natuurlijke stoffen. Inheemse genezers, vaak bekend als sjamanen, medicijnmannen of -vrouwen, hebben een grondige kennis van de lokale flora en fauna en hun helende eigenschappen. Veel van de gebruikte planten worden nu ook in de moderne geneeskunde erkend om hun effectiviteit, zoals wilgenbast, dat een natuurlijke bron is van salicylzuur, het actieve ingrediënt in aspirine.

Inheemse genezers, zoals sjamanen of medicijnmannen en -vrouwen, zijn vaak de hoeders van deze kennis. Ze kennen niet alleen de eigenschappen en toepassingen van verschillende planten en natuurlijke stoffen, maar begrijpen ook het belang van rituele en spirituele aspecten bij genezing. Deze genezers zien gezondheid en ziekte vaak als onderdeel van een holistisch systeem dat zowel fysieke als spirituele en omgevingsfactoren omvat.

Wilgenbast is een uitstekend voorbeeld van hoe traditionele kennis de weg heeft geëffend voor belangrijke ontdekkingen in de moderne geneeskunde. Wilgenbast wordt al eeuwenlang door verschillende culturen gebruikt voor zijn pijnstillende en ontstekingsremmende eigenschappen. De moderne geneeskunde heeft dit traditionele gebruik bevestigd en verder ontwikkeld door het isoleren van salicylzuur, het actieve ingrediënt in wilgenbast. Deze ontdekking leidde tot de ontwikkeling van aspirine, een van de bekendste en meest gebruikte medicijnen ter wereld.

Deze vorm van kennisoverdracht is echter slechts het topje van de ijsberg. Veel planten en natuurlijke stoffen die door inheemse volken worden gebruikt, zijn nog grotendeels onontgonnen terrein voor de wetenschap. Dit herbergt een enorm potentieel voor toekomstige medische ontdekkingen en innovaties. Onderzoek naar deze hulpbronnen vereist echter een respectvolle benadering van inheemse kennis en cultuur en een eerlijke en ethische verdeling van de daaruit voortvloeiende voordelen.

De uitdaging bestaat erin de traditionele kennis van inheemse volkeren te behouden en te respecteren en tegelijk de mogelijkheden voor de integratie ervan in modern medisch onderzoek en moderne medische praktijken te verkennen. Dit vereist samenwerking op basis van wederzijds respect, eerlijkheid en erkenning van de rechten van inheemse gemeenschappen. Het is ook belangrijk om mensen bewust te maken van het belang van het behoud van biodiversiteit, aangezien dit de basis vormt voor de traditionele kennis van medicinale planten en natuurlijke stoffen.

De genezingspraktijken omvatten niet alleen fysieke aspecten van genezing, maar ook spirituele en psychologische elementen. Rituelen, gebeden, gezangen en dansen zijn vaak een integraal onderdeel van genezing, gebaseerd op het geloof dat ziekte niet alleen het lichaam beïnvloedt, maar ook de geest en de ziel. Veel inheemse geneeswijzen zijn erop gericht om de balans tussen deze aspecten te herstellen.

Een ander centraal aspect is de nauwe band met de gemeenschap en de omgeving. Genezing wordt vaak gezien als een proces dat niet alleen het individu omvat, maar de hele gemeenschap en haar relatie met de natuurlijke wereld. Deze holistische benadering weerspiegelt de diepe filosofische en spirituele overtuigingen die verankerd zijn in de inheemse culturen van Amerika.

De rol van de genezer is bijzonder belangrijk in deze culturen. Inheemse genezers zijn vaak zeer gerespecteerde leden van hun gemeenschap die niet alleen medische maar ook spirituele leiders zijn. Hun kennis is meestal verworven door lange jaren van leertijd en vaak door spirituele ervaringen of visioenen.

De traditionele geneeswijzen van de Inuit, die leven in de ijzige en uitdagende omgevingen van het Noordpoolgebied, zijn diep geworteld in hun cultuur en levenswijze. In een gebied waar de toegang tot planten beperkt is en het klimaat extreem is, hebben de Inuit unieke methoden ontwikkeld om gezondheidsproblemen aan te pakken die sterk afhankelijk zijn van het gebruik van de beschikbare hulpbronnen. Hun geneeskunde is voornamelijk gebaseerd op het gebruik van delen van de dieren waarop ze jagen, zoals vet, vlees, botten en slachtafval. Zeehondenolie wordt bijvoorbeeld vaak gebruikt voor huidbehandelingen en om het immuunsysteem te versterken vanwege de rijke vitaminen.

Naast het gebruik van dierlijke producten hebben de Inuit ook speciale manuele therapietechnieken ontwikkeld. Deze omvatten massages en andere fysieke behandelingen, vaak gecombineerd met warmtebehandelingen zoals het aanbrengen van warme stenen om spierpijn en andere kwalen te verlichten. Deze fysieke technieken worden aangevuld door een grondige kennis van de effecten van hun dieet op de gezondheid. Het traditionele Inuit dieet, rijk aan eiwitten en vetten, is een essentieel onderdeel van hun gezondheidssysteem.

Een ander belangrijk aspect van de geneeskunde van de Inuit is de integratie van spirituele en psychologische elementen. Spirituele genezers, bekend als Angakoks, spelen een centrale rol in de gemeenschap en worden zeer gewaardeerd om hun vaardigheden op het gebied van spiritualiteit, psychologie en geneeskunde. Hun werk omvat rituelen en ceremonies die gericht zijn op het bevorderen en behouden van geestelijk en spiritueel welzijn.

In de loop der tijd hebben de Inuit zich aangepast aan moderne veranderingen door traditionele praktijken te combineren met moderne geneeskunde. Deze samensmelting van oude tradities met nieuwe methoden toont de flexibiliteit en veerkracht van de Inuit cultuur. De geneeskunde van de Inuit is dus een bewijs van hoe inheemse volken hun omgeving gebruiken en interpreteren om gezondheidspraktijken te ontwikkelen die zowel het lichaam als de geest beïnvloeden, terwijl ze nauw verbonden zijn met hun omgeving. Dit diepe en holistische begrip van gezondheid maakt de traditionele geneeskunde van de Inuit tot een integraal en fascinerend onderdeel van het medisch erfgoed van de wereld.

Traditionele geneeskunde in Zuid-Amerika daarentegen is een rijk en divers vakgebied dat diep geworteld is in de verschillende culturen van het continent. In Zuid-Amerika, een regio met een grote biodiversiteit en een lange geschiedenis van inheemse volkeren, hebben zich door de eeuwen heen unieke medische tradities ontwikkeld, die zowel fysieke als spirituele aspecten van genezing omvatten.

De praktijken en overtuigingen in de traditionele Zuid-Amerikaanse geneeskunde worden gekenmerkt door de nauwe band van de mensen met de natuur en hun omgeving. Veel genezingstradities zijn diep verweven met spirituele overtuigingen, waarbij sjamanen of genezers vaak een centrale rol spelen. Deze genezers staan niet alleen bekend om hun kennis van de geneeskrachtige eigenschappen van planten en andere natuurlijke stoffen, maar ook om hun vermogen tot communicatie en interactie met spirituele werelden om genezing en evenwicht te bewerkstelligen.

Het gebruik van lokale flora voor medicinale doeleinden is een centraal onderdeel van deze tradities. Zuid-Amerika herbergt een enorme variëteit aan plantensoorten, waarvan vele unieke medicinale eigenschappen hebben. Zo wordt de bast van de cinchona boom, de bron van kinine, al eeuwenlang gebruikt om malaria te behandelen. Andere planten, zoals ayahuasca, een hallucinogene plant, worden in een rituele context gebruikt om spirituele ervaringen mogelijk te maken of psychologische aandoeningen te behandelen.

Naast kruidengeneeskunde omvat de traditionele Zuid-Amerikaanse geneeskunde ook praktijken zoals energetische genezing, reinigingsrituelen en het gebruik van helende gezangen en dansen. Deze praktijken zijn niet alleen bedoeld om het lichaam te genezen, maar ook om mentaal en spiritueel welzijn te bevorderen.

In de loop der tijd zijn deze traditionele geneeswijzen geëvolueerd en aangepast aan de moderne omstandigheden. Veel Zuid-Amerikaanse landen zijn begonnen met het integreren van elementen van de traditionele geneeskunde in hun gezondheidszorg, vaak naast de moderne westerse geneeskunde. Deze integratieve benadering weerspiegelt de erkenning van de waarde van traditionele geneeswijzen en biedt een meer holistische benadering van de gezondheidszorg.

Traditionele Zuid-Amerikaanse geneeskunde biedt dus een fascinerend inzicht in de manier waarop inheemse volken hun uitgebreide kennis van de natuur en de spirituele wereld hebben gebruikt om gezondheidspraktijken te ontwikkelen die gericht zijn op de hele persoon - lichaam, geest en ziel. Het vertegenwoordigt een onschatbaar deel van het wereldwijde medische erfgoed en biedt waardevolle inzichten en benaderingen voor de gezondheidszorg wereldwijd.

De inheemse Amerikaanse volksgeneeskunde, die wordt beoefend door de inheemse volken van Noord-Amerika, is een veelzijdig systeem dat fysieke, spirituele en psychologische aspecten combineert en gebaseerd is op een diep begrip van de natuur en haar relatie tot de mens. Deze traditionele geneeskunde is een integraal onderdeel van de culturele identiteit en het erfgoed van de verschillende inheemse Amerikaanse stammen.

Een van de karakteristieke kenmerken van de Indiaanse geneeskunde is haar holistische kijk op gezondheid en ziekte. Deze is gebaseerd op het geloof dat gezondheid een staat van evenwicht is die wordt beïnvloed door zowel fysieke als spirituele factoren. Ziekte wordt vaak gezien als het resultaat van een onbalans of verstoring van deze harmonie. Genezing omvat daarom niet alleen de behandeling van symptomen, maar ook het herstel van evenwicht in het hele lichaam en de geest van het individu, evenals harmonisatie met hun omgeving en spirituele wereld.

Geneeskrachtige planten spelen een centrale rol in de Indiaanse geneeskunde. Kennis over de eigenschappen en het gebruik van verschillende planten wordt van generatie op generatie doorgegeven en vormt de ruggengraat van de medische praktijk. Deze planten worden niet alleen gewaardeerd om hun fysieke geneeskracht, maar ook om hun spirituele eigenschappen. Ze worden in verschillende vormen gebruikt, waaronder thee, zalven, tincturen en rook. Ze worden niet alleen gebruikt om ziekten te behandelen, maar ook voor preventie, zuivering en bescherming.

Naast kruidengeneeskunde spelen rituelen en ceremonies een belangrijke rol in de Indiaanse geneeskunde. Deze spirituele praktijken, vaak geleid door sjamanen of medicijnmannen en -vrouwen, omvatten gezangen, dansen, gebeden en andere ceremoniële handelingen. Ze zijn bedoeld om het mentale en emotionele welzijn te verbeteren, de verbinding met de spirituele wereld te versterken en genezing te bewerkstelligen op een dieper, vaak als heilig beschouwd, niveau.

Een ander aspect van de Indiaanse geneeskunde is het belang van gemeenschap en sociale cohesie. Genezing wordt vaak gezien als een collectief proces waaraan de gemeenschap deelneemt. Dit kan bestaan uit steun van familie en vrienden, collectieve rituelen of het delen van kennis over genezing.

De Indiaanse geneeskunde heeft zich in de loop der tijd aangepast en ontwikkeld, maar blijft nauw verbonden met traditionele waarden en praktijken. Vandaag de dag beleeft de geneeskunde een renaissance nu er een groeiend bewustzijn is van het belang van holistische en natuurlijke geneeswijzen. Veel van de concepten en praktijken van de Indiaanse geneeskunde worden opgenomen in moderne holistische benaderingen van gezondheid, wat bijdraagt aan een dieper begrip van de verbinding tussen mens, natuur en geest. Het vertegenwoordigt een rijke en diverse medische traditie die niet alleen historische waarde heeft, maar ook relevant blijft in de moderne gezondheidszorg.

In de moderne wereld staat de inheemse geneeskunst echter voor uitdagingen. De voortdurende erosie van inheemse culturen en habitats, veranderingen in het milieu en het verlies van traditionele kennis bedreigen deze oude geneeswijzen. Tegelijkertijd is er een groeiende belangstelling en waardering voor deze traditionele praktijken, niet in de laatste plaats door het toenemende bewustzijn van de beperkingen van de moderne geneeskunde en de interesse in alternatieve geneeswijzen.

De inheemse geneeswijzen van Amerika zijn daarom een levende getuigenis van de culturele diversiteit en diepgaande kennis van de inheemse volkeren. Ze bieden unieke inzichten in de onderlinge relaties tussen de mens, de natuur en de kosmos en zijn een belangrijke bron voor het begrijpen van alternatieve geneeswijzen. Hun behoud en integratie in moderne geneeswijzen kan niet alleen bijdragen aan de gezondheidszorg, maar ook aan het behoud van het rijke culturele erfgoed van de inheemse volken van Amerika.

Inheemse geneeswijzen in Australië

Inheemse geneeswijzen in Australië, vaak bekend als "Bush Medicine", zijn afkomstig van de Aboriginals, wier cultuur een van de oudste ter wereld is. Deze geneeswijzen zijn diep geworteld in de complexe relatie van de Aboriginals met het land, hun spiritualiteit en hun eeuwenoude tradities.

De genezingspraktijken van de lang geïsoleerde Aboriginals zijn nauw verbonden met hun begrip van land en natuur. Ze beschouwen de aarde en haar elementen niet alleen als de bron van het leven, maar ook als een centraal onderdeel van hun spirituele en culturele erfgoed. Deze nauwe band met het land wordt weerspiegeld in hun uitgebreide kennis van de helende eigenschappen van de Australische flora en fauna.

Geneeskrachtige planten spelen een cruciale rol in de traditionele geneeskunde van de Aboriginals. Ze gebruiken een verscheidenheid aan planten voor medicinale doeleinden - van bladeren en schors tot vruchten en zaden. Deze planten worden vaak in verschillende vormen gebruikt, als extracten, zalven, infusies of dampen. Enkele bekende voorbeelden zijn het gebruik van eucalyptusbladeren om verkoudheid en aandoeningen aan de luchtwegen te behandelen of het gebruik van bepaalde boomschors vanwege de antiseptische eigenschappen.

Naast medicinale planten hechten de Aboriginals veel belang aan de spirituele en rituele aspecten van genezing. Genezers, vaak 'ngangkari' genoemd, worden zeer gewaardeerd in de gemeenschap en staan bekend om hun vermogen om met spirituele wezens te communiceren om ziekten en aandoeningen te behandelen. Deze genezers gebruiken een combinatie van fysieke technieken, zoals massage en drukpunten, en spirituele methoden, zoals het zingen van traditionele liederen en het uitvoeren van rituelen, om het welzijn te bevorderen en ziekten te genezen.

De Ngangkari spelen ook een belangrijke rol in het handhaven van het emotionele en sociale evenwicht in hun gemeenschap. Ze zijn niet alleen genezers in fysieke zin, maar ook bewaarders van culturele kennis en spirituele gidsen. Hun gebruiken worden meestal mondeling doorgegeven en zijn diep geworteld in de geschiedenis en tradities van hun respectieve gemeenschappen.

De laatste jaren is de belangstelling voor traditionele geneeswijzen van de Aboriginals toegenomen. Veel moderne artsen en onderzoekers erkennen de waarde van deze eeuwenoude kennis en zoeken naar manieren om deze te integreren in de hedendaagse gezondheidszorg. Er zijn steeds meer initiatieven gericht op het documenteren en behouden van Aboriginal kennis, evenals programma's die traditionele en moderne geneeswijzen combineren.

Inheemse geneeswijzen in Australië bieden daarom niet alleen een fascinerend inzicht in een van de oudste culturen ter wereld, maar vertegenwoordigen ook een holistische kijk op gezondheid en welzijn die fysieke, emotionele, spirituele en gemeenschapsaspecten combineert. Ze vormen een belangrijk deel van het culturele erfgoed van de Aboriginals en hebben het potentieel om een waardevolle bijdrage te leveren aan de moderne gezondheidszorg.

Traditionele geneeskunde uit Rusland

De traditionele Russische geneeskunde heeft haar eigen unieke kenmerken en is gebaseerd op een lange geschiedenis van volksgeneeswijzen en -praktijken. Deze medische traditie wordt sterk gekenmerkt door de natuurlijke en culturele omstandigheden van Rusland.

Een van de kernbegrippen van de traditionele Russische geneeskunde is het gebruik van natuurlijke geneeswijzen. Kruidengeneeskunde speelt een belangrijke rol, waarbij verschillende planten en kruiden worden gebruikt vanwege hun helende eigenschappen. Deze kruiden worden vaak gebruikt in theeën, tincturen of zalven om verschillende kwalen te behandelen. Enkele veelgebruikte kruiden zijn kamille, sint-janskruid en pepermunt.

Een ander kenmerk van de traditionele Russische geneeskunde is het gebruik van sauna's, bekend als "banya". De banya wordt niet alleen gebruikt als een plek om te ontspannen, maar ook voor therapeutische doeleinden. Er wordt gezegd dat de afwisseling tussen hete stoom en koud water de bloedsomloop bevordert, het immuunsysteem versterkt en helpt bij het ontgiften van het lichaam. Dit proces wordt vaak gecombineerd met het gebruik van berken- of eikenhouten bezems, bekend als "veniks", die worden gebruikt om de huid te stimuleren en de bloedsomloop te verbeteren.

Cupping is een andere methode die wordt gebruikt in de Russische volksgeneeskunde. Glazen worden op bepaalde delen van het lichaam geplaatst om een negatieve druk te creëren. Deze praktijk zou de bloedsomloop bevorderen en wordt gebruikt om pijn en verschillende kwalen te behandelen.

Naast deze methoden zijn er verschillende genezingsrituelen en -praktijken die van generatie op generatie worden doorgegeven. Dit kunnen gebeden, bezweringen en het gebruik van symbolen zijn die verankerd zijn in het geloof dat ze ziektes kunnen verlichten of genezen.

Voeding speelt een belangrijke rol in de traditionele Russische geneeskunde. Men gelooft dat bepaalde voedingsmiddelen helende eigenschappen hebben en het lichaam in balans kunnen brengen. Zo worden gefermenteerde voedingsmiddelen zoals zuurkool en kvass (een gefermenteerde drank gemaakt van brood) gewaardeerd om hun probiotische eigenschappen en om de spijsvertering te ondersteunen. Honing, bessen en noten zijn ook populaire ingrediënten in het traditionele dieet en worden gewaardeerd om hun voedingsrijke en helende eigenschappen.

Een ander element van de traditionele Russische geneeskunde is het gebruik van helende modder en mineraalwater. Rusland heeft talloze natuurlijke bronnen en modderbaden die voor therapeutische doeleinden worden gebruikt. Deze natuurlijke bronnen worden traditioneel gebruikt voor de behandeling van huidziekten, spier- en gewrichtsproblemen en voor algemeen herstel en regeneratie.

Fysiotherapie heeft ook een vaste plaats in de traditionele Russische geneeskunde. Methoden zoals massage, bewegingstherapie en manuele therapie worden gebruikt om lichamelijke kwalen te behandelen en het algemene welzijn te bevorderen. Deze praktijken worden vaak gebruikt in combinatie met andere traditionele behandelmethoden zoals banya of kruidengeneeskunde.

Het is ook vermeldenswaard dat de traditionele Russische geneeskunde een holistische benadering heeft. Dit betekent dat de focus niet alleen ligt op het behandelen van specifieke symptomen, maar op het harmoniseren van het hele lichaam en de geest. Emotioneel en spiritueel welzijn worden net zo belangrijk gevonden als lichamelijke gezondheid.

Tot slot is de overdracht en het doorgeven van kennis over deze traditionele praktijken een belangrijk aspect. Veel van de methoden en recepten worden binnen families van generatie op generatie doorgegeven, waarbij oudere familieleden hun kennis en ervaring doorgeven aan de jongere.

Over het geheel genomen biedt de traditionele Russische geneeskunde een fascinerende mix van historische praktijken, natuurlijke remedies en een holistische benadering van gezondheidsbevordering die diep geworteld zijn in de Russische cultuur en geschiedenis.

Traditionele Noordse geneeskunde

De Noordse volksgeneeskunde is diep geworteld in de tradities en cultuur van de Noordse landen zoals Zweden, Noorwegen, Denemarken, Finland en IJsland. Deze medische traditie heeft zich in de loop der eeuwen ontwikkeld en wordt sterk gekenmerkt door de nauwe relatie tussen deze culturen en de natuur en hun landschappen.

Kruiden en natuurlijke remedies spelen ook een centrale rol in de Noordse volksgeneeskunde. Planten als engelwortel, sint-janskruid en valeriaan werden van oudsher gebruikt om verschillende kwalen te behandelen. Van deze geneeskrachtige planten werden vaak thee, tincturen of zalven gemaakt. Kennis over de geneeskrachtige eigenschappen van deze planten werd vaak van generatie op generatie mondeling doorgegeven en weerspiegelt een diep begrip van de lokale ecosystemen en hun bronnen.

Een ander opvallend kenmerk van de Noordse volksgeneeskunde is het gebruik van sauna's. In Finland bijvoorbeeld is de sauna niet alleen een plek voor ontspanning, maar ook een traditionele plek voor lichamelijke en geestelijke genezing. In Finland bijvoorbeeld is de sauna niet alleen een plek voor ontspanning, maar ook een traditionele plek voor lichamelijke en geestelijke genezing. De warmte en stoom in combinatie met aromatische planten zoals berkentakken worden gebruikt om het lichaam en de geest te reinigen en te revitaliseren.

Rituelen en spirituele praktijken speelden ook een belangrijke rol in de Noorse volksgeneeskunde. Deze omvatten vaak gebeden, bezweringen en het gebruik van symbolen en amuletten om gezondheid en welzijn te bevorderen. Deze aspecten van de Noorse volksgeneeskunde weerspiegelen het diepgewortelde geloof en de spiritualiteit van deze culturen.

De traditie en praktijk van de Noordse volksgeneeskunde is in de loop der tijd veranderd, vooral met de komst van de moderne geneeskunde. Desondanks zijn veel van de praktijken en overtuigingen in de Scandinavische landen levend gebleven, vaak in een gemoderniseerde vorm of als onderdeel van een holistische benadering van gezondheidsbevordering.

Deze traditionele geneeswijzen bieden niet alleen inzicht in de culturele geschiedenis van de Scandinavische landen, maar worden ook steeds meer erkend als een waardevolle aanvulling op moderne medische praktijken. Ze benadrukken het belang van evenwicht tussen lichaam, geest en natuur en weerspiegelen een diep respect voor de natuurlijke wereld.

Traditionele Arabische geneeskunde

Deze medische traditie strekt zich uit over landen als Saoedi-Arabië, Egypte, Marokko, Irak, Syrië en vele andere en wordt gekenmerkt door een combinatie van lokale geneeskundige kennis, islamitische invloeden en oude medische praktijken.

Een van de opvallende kenmerken van de Arabische volksgeneeskunde is het gebruik van speciale kruiden en natuurlijke substanties. Planten zoals zwarte komijn, mirre, wierook en aloë vera spelen een centrale rol in de behandeling van ziekten. Deze geneeskrachtige planten worden in verschillende vormen gebruikt, zoals oliën, pasta's, theeën of poeders. De kennis van deze remedies werd vaak van generatie op generatie doorgegeven, waarbij elke genezer of kruidendokter zijn eigen specifieke kennis en praktijken had.

Een ander belangrijk aspect van de Arabische volksgeneeskunde is het belang van geloof en spirituele praktijken. Genezing wordt vaak in verband gezien met religieuze overtuigingen en men gelooft dat gebeden, spirituele rituelen en geloof in God kunnen bijdragen aan genezing. Dit weerspiegelt de diepe verwevenheid van religie en het dagelijks leven in veel Arabische culturen.

De Arabische volksgeneeskunde heeft ook een lange traditie in diëtetiek. Het belang van een evenwichtige voeding en het gebruik van specifieke voedingsmiddelen om ziekten te behandelen en te voorkomen staan centraal. Deze praktijken zijn vaak gebaseerd op de principes van de humorale pathologie, die gebaseerd is op de leer van de oude Griekse geneeskunde en verder ontwikkeld werd door vooraanstaande islamitische artsen zoals Avicenna (Ibn Sina).

Healingpraktijken zoals cupping (hijama), een vorm van cuppingtherapie, zijn ook een integraal onderdeel van de traditionele Arabische geneeskunde. Deze methode wordt gebruikt om verschillende kwalen te behandelen en is gebaseerd op het idee dat door het verwijderen van 'slecht' bloed, verschillende gezondheidsproblemen kunnen worden opgelost.

In de moderne wereld hebben veel aspecten van de Arabische volksgeneeskunde een renaissance doorgemaakt nu er een groeiende belangstelling is voor alternatieve geneeswijzen en natuurlijke therapieën. Tegelijkertijd heeft de moderne geneeskunde veel traditionele Arabische geneeswijzen beïnvloed en geïntegreerd. In die zin blijft de Arabische volksgeneeskunde een levendig en zich ontwikkelend veld, dat zowel historische als hedendaagse medische benaderingen omvat en het diepe culturele erfgoed van de Arabische wereld weerspiegelt.

Populaire remedies en hun ingrediënten

Populaire remedies en hun ingrediënten staan over de hele wereld bekend om hun helende eigenschappen en worden gewaardeerd in zowel de traditionele als de moderne geneeskunde. Veel van deze remedies bevatten actieve ingrediënten die verantwoordelijk zijn voor hun therapeutische effecten.

Geneeskrachtige kruiden en planten

Geneeskrachtige kruiden en planten spelen al duizenden jaren een centrale rol in de geneeskunde en gezondheidszorg in verschillende culturen over de hele wereld. Het gebruik ervan varieert van eenvoudige huismiddeltjes tot complexe preparaten in de productie van kruidengeneesmiddelen. Deze planten worden gewaardeerd om hun specifieke actieve ingrediënten, die verlichting kunnen bieden bij verschillende kwalen en ziekten. Het gebruik varieert van orale inname, zoals thee en tincturen, tot uitwendige toepassingen, zoals zalven en oliën.

Een belangrijk aspect bij het gebruik van geneeskrachtige kruiden en planten is de diepgaande kennis van hun specifieke eigenschappen en toepassingsmethodes, die al generaties lang wordt verzameld en doorgegeven. Deze kennis is niet alleen belangrijk voor het selecteren van de juiste planten, maar ook voor de juiste dosering en toepassing om maximale effectiviteit te bereiken en bijwerkingen te minimaliseren.

Bovendien zijn geneeskrachtige kruiden en planten in veel culturen een integraal onderdeel geworden van lokale tradities en gebruiken. Ze zijn vaak nauw verbonden met spirituele en rituele aspecten van het leven en worden niet alleen gewaardeerd om hun fysieke helende eigenschappen, maar ook om hun spirituele en emotionele effecten.

In de context van de moderne geneeskunde worden veel geneeskrachtige kruiden en planten steeds vaker wetenschappelijk bestudeerd om hun werkingsmechanismen beter te begrijpen en hun potentiële therapeutische voordelen te onderzoeken. In sommige gevallen heeft dit onderzoek geleid tot de ontwikkeling van nieuwe geneesmiddelen op basis van traditionele plantenkennis.

Het gebruik van geneeskrachtige kruiden is wereldwijd een centraal onderdeel van de traditionele geneeskunde. Veel culturen hebben hun eigen unieke planten en methoden ontwikkeld om gezondheidsproblemen te behandelen en het algehele welzijn te bevorderen. Hier zijn enkele veelgebruikte medicinale kruiden die een rol spelen in verschillende traditionele geneeswijzen over de hele wereld:

- **Ginseng**: Ginseng wordt veel gebruikt in de traditionele Chinese geneeskunde en wordt gewaardeerd om zijn verkwikkende en revitaliserende eigenschappen. Het zou de energie verhogen, de mentale prestaties verbeteren en het immuunsysteem versterken.
- **Gember**: Gember is populair in veel culturen en wordt vaak gebruikt tegen misselijkheid,

indigestie en om verkoudheidssymptomen te verlichten. Het heeft ook ontstekingsremmende eigenschappen.

- **Kurkuma**: Kurkuma wordt gebruikt in de Ayurvedische geneeskunde in India en staat bekend om zijn krachtige ontstekingsremmende en antioxiderende eigenschappen. Het wordt vaak gebruikt om artritis en andere ontstekingsaandoeningen te behandelen.
- **Echinacea**: Echinacea wordt gebruikt in de inheemse geneeskunde van Noord-Amerika en staat bekend om zijn vermogen om het immuunsysteem te versterken en verkoudheid en griep te bestrijden.
- **Aloë vera**: Aloë vera wordt in veel culturen gebruikt voor zijn huidhelende eigenschappen en wordt uitwendig gebruikt om brandwonden, wonden en huidirritaties te behandelen.
- **Lavendel**: lavendel staat bekend om zijn kalmerende en ontspannende eigenschappen en wordt vaak gebruikt om stress, angst en slaapproblemen te verlichten.
- **Mariadistel**: Wordt in verschillende traditionele geneeskundige systemen gebruikt, met name in Europa, om de gezondheid van de lever te ondersteunen en leveraandoeningen te behandelen.
- **Ginkgo Biloba**: ginkgo wordt gebruikt in de traditionele Chinese geneeskunde en staat bekend

om zijn vermogen om de cognitieve functie te verbeteren en de bloedsomloop te bevorderen.

- **Pepermunt**: Wordt wereldwijd gebruikt om spijsverteringsklachten en hoofdpijn te verlichten en om de adem te verfrissen.
- **Kamille**: Kamille is populair in Europa en andere delen van de wereld en wordt gebruikt om het spijsverteringskanaal te kalmeren en de slaap te bevorderen.
- **Goudsbloem (calendula)**: Vaak gebruikt om huidproblemen en wonden te behandelen vanwege de antiseptische en helende eigenschappen.
- **Valeriaan**: Valeriaan staat bekend om zijn kalmerende eigenschappen en wordt vaak gebruikt om slaapstoornissen en angst te behandelen.
- **Meidoorn**: Traditioneel gebruikt in de Europese volksgeneeskunde om hart- en vaatziekten te behandelen en de gezondheid van het hart te ondersteunen.
- **Zoethout (liquorice)**: Wordt gebruikt in de Chinese en Europese kruidengeneeskunde en staat bekend om zijn effect op maag- en darmproblemen en als ontstekingsremmer.
- **Duizendblad**: wordt wereldwijd gewaardeerd om zijn vermogen om wonden te helen en wordt ook gebruikt om spijsverteringsproblemen te behandelen.
- **Heilige basilicum (tulsi)**: Wordt gebruikt in de Ayurvedische geneeskunde, wordt beschouwd

als een adaptogeen en helpt bij het omgaan met stress.

- **Ashwagandha**: Nog een belangrijk kruid in de Ayurveda, bekend om zijn stressverlagende en versterkende eigenschappen.
- **Groene thee**: Deze thee staat bekend om zijn antioxiderende eigenschappen en wordt wereldwijd gewaardeerd om zijn gezondheidsbevorderende effecten.
- **Zegepalm**: Vaak gebruikt in de traditionele geneeskunde om prostaatproblemen en urinewegproblemen bij mannen te behandelen.
- **Duivelsklauw**: komt oorspronkelijk uit Afrika en wordt vaak gebruikt om pijn en ontstekingen te behandelen, vooral artritis en rugpijn.
- **Passiebloem**: staat bekend om zijn kalmerende en anxiolytische eigenschappen en wordt vaak gebruikt om slapeloosheid en nerveuze aandoeningen te behandelen.
- **Brandnetel**: Wordt gebruikt vanwege de ontstekingsremmende eigenschappen en om allergiesymptomen te verlichten. Het is ook rijk aan voedingsstoffen en wordt gebruikt om de algemene gezondheid te bevorderen.
- **Artisjok**: staat bekend om zijn leverondersteunende en spijsverteringseigenschappen en wordt gebruikt om spijsverteringsproblemen te behandelen en het cholesterolgehalte te verlagen.
- **Zwarte vlierbes**: Traditioneel gebruikt bij verkoudheid en griep, vooral vanwege de

vochtafdrijvende en ontstekingsremmende eigenschappen.

- **Rhodiola Rosea (rozenwortel)**: Een adaptogeen
dat in de traditionele geneeskunde van Siberië en
Scandinavië wordt gebruikt om stress te verminderen en het mentale en fysieke uithoudingsver-
mogen te vergroten.
- **Maca**: staat bekend in de traditionele Peruaanse
geneeskunde en wordt gebruikt voor zijn ener-
gieverhogende en hormoonregulerende eigenschappen.
- **Neem**: Wordt in de Ayurveda gewaardeerd om
zijn antiseptische, ontstekingsremmende en helende eigenschappen en wordt gebruikt bij huidproblemen, tandverzorging en algemene ontgif-
ting.
- **Gotu Kola**: wordt in de Aziatische geneeskunde
gebruikt om wondgenezing te bevorderen, mentale helderheid te verbeteren en de gezondheid
van de huid te ondersteunen.
- **Moringa**: Wordt vaak gebruikt in de traditionele
Afrikaanse en Indiase geneeskunde vanwege de
rijke nutriëntendichtheid en antioxiderende eigenschappen.
- **Kava kava**: Bekend in de traditionele geneeskunde in het Pacifische gebied, vooral om zijn
kalmerende en anxiolytische eigenschappen.
- **Katsklauw (Uncaria tomentosa)**: Komt oorspronkelijk uit het Amazonegebied en wordt

gebruikt voor zijn immuunversterkende en ontstekingsremmende eigenschappen.

- **Fenegriek**: Traditioneel gebruikt in de Ayurvedische geneeskunde om de spijsvertering te bevorderen en de bloedsuikerspiegel te reguleren.
- **Guldenroede**: staat bekend om zijn gebruik bij urineweginfecties en nierstenen en om zijn ontstekingsremmende eigenschappen.
- **Marihuana (cannabis)**: Wordt in sommige traditionele geneeskundige systemen gebruikt voor zijn pijnstillende, ontstekingsremmende en kalmerende eigenschappen. Het gebruik ervan is echter in veel landen beperkt vanwege wettelijke beperkingen.
- **Zwarte cohosh (Cimicifuga racemosa)**: Populair in de traditionele Noord-Amerikaanse geneeskunde voor de verlichting van menopauzale symptomen en menstruatiekrampen.
- **Horehound (Marrubium vulgare)**: Traditioneel gebruikt om hoesten en ademhalingsstoornissen te verlichten en de spijsvertering te bevorderen.
- **Celandine**: Traditioneel gebruikt om huidaandoeningen te behandelen en soms om galblaasproblemen te verlichten.
- **Engelwortel (Angelica)**: Gebruikt in de Europese en Aziatische traditionele geneeskunde om spijsverteringsklachten te verlichten en het immuunsysteem te versterken.

- **Kinquefoil**: Traditioneel gebruikt om diarree te behandelen, als bloedzuiveraar en om wonden te genezen.
- **Astragalus**: Wordt in de traditionele Chinese geneeskunde gebruikt om het immuunsysteem te versterken en als adaptogeen om stress te verminderen.

Deze kruiden tonen de diversiteit en complexiteit van de kruidengeneeskunde en hun belang in de traditionele geneeskunde. Ze worden op verschillende manieren gebruikt in verschillende culturen, afhankelijk van lokale tradities, klimatologische omstandigheden en beschikbare middelen. Het is belangrijk op te merken dat het gebruik van medicinale kruiden afhangt van zowel culturele als individuele factoren en dat het advies van professionals essentieel is, vooral als het gaat om interacties met andere medicijnen of bestaande gezondheidsproblemen.

Dierlijke producten in de traditionele geneeskunde

Dierlijke producten hebben een lange traditie in de traditionele geneeskunde en worden in verschillende culturen over de hele wereld gebruikt. Deze praktijken, die vaak diep geworteld zijn in historische en culturele tradities, maken gebruik van verschillende delen van dieren - van organen tot botten tot afscheidingsproducten - voor therapeutische doeleinden. Het gebruik van dierlijke producten in de traditionele geneeskunde is vaak gebaseerd op het geloof dat bepaalde dieren of dierlijke onderdelen specifieke helende krachten hebben die kunnen helpen bij het behandelen en voorkomen van ziekten.

Hier volgen enkele voorbeelden van het gebruik van dierlijke producten in de traditionele geneeskunde:

- **Hertengewei**: Gebruikt in de traditionele Chinese geneeskunde, vooral het fluweelachtige gewei van jonge herten. Het zou de gezondheid van de botten ondersteunen en de vitale energie, de Qi, versterken.
- **Gal van beren**: Vooral de gal van Aziatische zwarte beren wordt gebruikt in de traditionele Chinese geneeskunde. Het bevat ursodeoxycholzuur en wordt gebruikt om leveraandoeningen en andere kwalen te behandelen.
- **Kraakbeen van haaien**: wordt soms gebruikt in de alternatieve geneeskunde in de hoop dat het zou kunnen helpen bij de behandeling van kanker. Het wetenschappelijk bewijs voor dit gebruik is echter beperkt.
- **Tijgerbot**: Gebruikt in sommige traditionele Aziatische geneeskundige systemen, hoewel de handel zeer beperkt is vanwege de bescherming van de soort. Tijgerbotten worden traditioneel gebruikt om artritis en andere pijnlijke aandoeningen te behandelen.
- **Slangengif**: Wordt in sommige traditionele geneeskundige systemen gebruikt om pijn te behandelen en als ontstekingsremmer.

- **Zijderups cocon**: Gebruikt in de traditionele Chinese geneeskunde om aandoeningen aan de luchtwegen te behandelen en de gezondheid van de huid te verbeteren.
- **Civetolie**: Een afscheiding uit de klieren van de civetkat wordt in sommige Aziatische landen gebruikt in de traditionele geneeskunde.
- **Neushoornhoorn**: Vroeger gebruikt in de traditionele Chinese geneeskunde, maar nu streng verboden vanwege de kritieke staat van instandhouding van neushoorns.
- **Kikkerafscheiding**: Gebruikt in sommige Zuid-Amerikaanse traditionele geneeswijzen, vaak als pijnstiller of om brandwonden te behandelen.
- **Schelpen en parels**: Gebruikt in de traditionele Chinese geneeskunde om verschillende kwalen te behandelen, waaronder het versterken van de botten en het kalmeren van de geest.
- **Waterbuffelhoorn**: Gebruikt in sommige Aziatische landen, vergelijkbaar met neushoornhoorn, hoewel er geen wetenschappelijk bewijs is voor de effectiviteit.
- **Gierengal**: Gebruikt in sommige Afrikaanse traditionele geneeswijzen, vaak voor rituelen of om bepaalde ziekten te behandelen.
- **Schildpad**: Gebruikt in de traditionele Chinese geneeskunde als bron van gelatine (gui ban), dat wordt gebruikt om botten te versterken en de nierfunctie te verbeteren.

- **Hersenen en andere organen van dieren**: Gebruikt in sommige traditionele geneeskundige systemen op basis van het geloof dat de consumptie van bepaalde organen specifieke gezondheidsvoordelen kan bieden.
- **Zwaluwnesten**: In de traditionele Chinese geneeskunde als ingrediënt voor de beroemde zwaluwnestsoep, die bekend staat om zijn gezondheidsbevorderende eigenschappen.
- **Bijenproducten**: Honing, propolis, koninginnengelei en bijengif worden in verschillende traditionele geneeswijzen gebruikt voor hun helende eigenschappen.
- **Kippenpoten**: worden in sommige Aziatische culturen gegeten als een bron van collageen en zouden de gezondheid van de huid en de gewrichten ondersteunen.
- **Rendiergewei**: Wordt in sommige noordelijke regio's op dezelfde manier gebruikt als hertengewei, vooral in de traditionele Siberische geneeskunde.
- **Visolie en levertraan**: Traditioneel gebruikt in veel culturen om de gezondheid van het hart te verbeteren en als bron van omega-3 vetzuren.
- **Parelpoeder**: Gebruikt in de traditionele Chinese geneeskunde om de gezondheid van de huid te verbeteren en als verzachtend middel.
- **Ambergris**: Een zeldzame, wasachtige substantie uit het spijsverteringsstelsel van potvissen die

in sommige culturen als geneesmiddel in de traditionele geneeskunde wordt gebruikt.

- **Krokodil**: Olie gewonnen uit krokodillenhuid, die in sommige Afrikaanse en Aziatische culturen wordt gebruikt vanwege de vermeende huidhelende en antibacteriële eigenschappen.
- **Vogelveren**: Gebruikt in sommige inheemse culturen voor helende rituelen en ceremonies, vaak in het geloof van hun spirituele krachten.
- **Huid en schubben van slangen**: Gebruikt in sommige traditionele geneeswijzen, vooral in de Aziatische geneeskunde, vaak in poedervorm.
- **Visschubben**: Wordt in sommige traditionele geneeskundige systemen gebruikt om bepaalde huidziekten te behandelen.
- **Ivoor**: Vroeger werd ivoor gebruikt in traditionele medicijnen, vooral in Azië, maar de handel in ivoor is nu sterk beperkt en verboden vanwege internationale wetten ter bescherming van diersoorten.
- **Mossel- en oesterschelpen**: Gebruikt in de traditionele Chinese geneeskunde, vaak in poedervorm, om verschillende kwalen te behandelen.
- **Kikkerbilletjes**: In sommige culturen gebruikt als traditionele remedie, vooral om pijn en ongemak te verlichten.
- **Haaienleverolie**: Bevat squaleen en wordt in sommige traditionele geneeswijzen gebruikt om de gezondheid van de huid te ondersteunen en het immuunsysteem te versterken.

- **Paardenmelk en urine**: Gebruikt in sommige traditionele geneeswijzen, vooral in delen van Centraal-Azië, voor hun veronderstelde gezondheidsvoordelen.
- **Kippeneieren**: In sommige culturen worden kippeneieren gewaardeerd om hun voedingsstoffen en hun veronderstelde vermogen om de gezondheid en vitaliteit te verhogen.
- **Schapenwol en -vet (lanoline)**: Wordt in sommige traditionele geneeswijzen gebruikt voor zijn huidverzorgende eigenschappen.
- **Visblazen**: Gebruikt in de traditionele Chinese geneeskunde om zwellingen te behandelen en de nierfunctie te verbeteren.
- **Kameelurine**: Traditioneel gewaardeerd in sommige delen van de Arabische wereld vanwege de vermeende medicinale eigenschappen.
- **Mol**: In sommige traditionele Europese geneeskundige systemen werden delen van de mol ooit gebruikt voor verschillende medicinale doeleinden.
- **Producten van wormen en insecten**: Bepaalde wormen en insecten worden in sommige traditionele geneeswijzen gebruikt, vaak in gedroogde en poedervorm.
- **Levertraan van verschillende vissen**: Traditioneel gebruikt vanwege de rijke omega-3 vetzuren en vitamine D om botten te versterken en de algehele gezondheid te verbeteren.

- **Dierlijke botten en beenmerg**: Gebruikt in sommige traditionele geneeskundige systemen om bouillons en andere remedies te maken om het lichaam te versterken en genezing te ondersteunen.

- **Bloedzuigers**: Gebruikt in de traditionele geneeskunde voor therapeutische doeleinden, vooral in bloedzuigertherapie om de bloedsomloop te verbeteren en ontstekingen te behandelen.

- **Zeesterren en zee-egels**: Gebruikt in sommige Aziatische geneeskundige systemen, vaak in gedroogde vorm, om verschillende kwalen te behandelen.

Deze voorbeelden illustreren hoe divers en cultureel diep geworteld het gebruik van dierlijke producten is in de traditionele geneeskunde. Het is essentieel om rekening te houden met ethische overwegingen en de bescherming van wilde dieren. Veel van deze praktijken worden in de moderne wereld heroverwogen vanwege bezorgdheid over het behoud van diersoorten, duurzaamheid en wetenschappelijke geldigheid en worden vervangen door alternatieve methoden.

Met de vooruitgang in de medische wetenschap en een beter begrip van ziekten en hun behandelingsmogelijkheden, is de afhankelijkheid van traditionele geneeswijzen afgenomen. Tegelijkertijd is het bewustzijn over dierenwelzijn en ethische kwesties toegenomen. Veel traditionele praktijken met dierlijke organen of producten zijn bekritiseerd omdat ze wreed of onethisch zouden zijn. Dit heeft ertoe geleid dat veel mensen deze methoden afwijzen en zich richten op diervriendelijkere alternatieven. Daar komt de bescherming van bedreigde diersoorten bij, die strikt wordt gereguleerd door internationale wetten en overeenkomsten om de exploitatie en handel in bepaalde dierlijke producten te beperken.

De handel in bepaalde dierlijke producten, vooral die van bedreigde diersoorten, kan bijdragen aan de illegale handel in wilde dieren en kan de biodiversiteit bedreigen. Bovendien is de werkzaamheid en veiligheid van veel van deze traditionele dierlijke producten niet altijd wetenschappelijk bewezen, wat zorgen baart over het gebruik ervan in de moderne geneeskunde.

Mineralen en aardmetalen in de traditionele geneeskunde

Mineralen en aarde spelen al duizenden jaren een belangrijke rol in de traditionele geneeskunde van verschillende culturen. Deze natuurlijke hulpbronnen worden voor verschillende gezondheidsdoeleinden gebruikt vanwege hun veronderstelde helende eigenschappen. Het gebruik varieert van directe toepassing op de huid tot inname, waarbij elke cultuur specifieke tradities en overtuigingen heeft ontwikkeld met betrekking tot de helende krachten van bepaalde mineralen en aarden.

Het gebruik van mineralen en aarde in de traditionele geneeskunde kent een lange geschiedenis en is een integraal onderdeel van veel geneeswijzen over de hele wereld. Deze praktijken zijn gebaseerd op het geloof dat bepaalde mineralen specifieke helende eigenschappen hebben en kunnen helpen bij de behandeling van een verscheidenheid aan kwalen. Hier zijn enkele voorbeelden:

- **Klei en helende aarde**: Worden traditioneel gebruikt om het lichaam te ontgiften en te reinigen. Ze kunnen ook uitwendig worden gebruikt om huidaandoeningen te behandelen en wondgenezing te bevorderen.
- **Zout**: vooral Himalayazout of zeezout wordt in verschillende culturen gebruikt voor reiniging, om de gezondheid van de huid te verbeteren en voor ontspanning (bijvoorbeeld in zoutbaden).
- **Zwavel**: staat in de traditionele geneeskunde bekend om zijn antibacteriële en ontstekingsremmende eigenschappen. Zwavel wordt vaak gebruikt in huidverzorging, vooral voor de behandeling van acne en andere huidaandoeningen.
- **Bentoniet**: Een kleisoort die wordt gebruikt om te ontgiften en de spijsvertering te bevorderen. Bentoniet kan schadelijke stoffen binden en wordt vaak gebruikt in de vorm van drankjes of als onderdeel van reinigingskuren.
- **Magnesium**: Wordt gewaardeerd om zijn ontspannende en spierontspannende eigenschappen. Magnesiumbaden of -supplementen kunnen worden gebruikt om spierkrampen te verlichten en de slaap te verbeteren.

- **Kwarts**: in verschillende culturen gebruikt als helende steen. Kwarts wordt vaak gebruikt bij energiewerk en om emotionele genezing te bevorderen.
- **Zeoliet**: Een natuurlijk mineraal dat wordt gebruikt om te ontgiften en om het immuunsysteem te ondersteunen. Het wordt verondersteld zware metalen en gifstoffen uit het lichaam te kunnen binden.
- **Goud**: Gebruikt in de traditionele Chinese en Ayurvedische geneeskunde. Goud wordt beschouwd als ontstekingsremmend en revitaliserend en wordt soms in zeer kleine hoeveelheden gebruikt in geneesmiddelen en huidverzorgingsproducten.
- **Zilver**: Colloïdaal zilver wordt vooral gewaardeerd om zijn antibacteriële eigenschappen en wordt in de alternatieve geneeskunde gebruikt om infecties te behandelen.
- **Koper**: Gebruikt in de traditionele geneeskunde, vaak in de vorm van armbanden, om de symptomen van artritis en ontstekingen te verlichten.
- **IJzeroxide**: Soms gebruikt in de traditionele geneeskunde om ijzertekort te behandelen, vaak in de vorm van natuurlijke supplementen of door het innemen van ijzerrijke grond.
- **Gips (calciumsulfaat)**: Gebruikt in de traditionele Chinese geneeskunde als behandeling voor huidziekten en om pijn te verlichten.

- **Jade**: Wordt in sommige Aziatische culturen gewaardeerd om zijn vermeende helende eigenschappen, vooral om genezing en ontspanning te bevorderen.
- **Seleniet**: Een mineraal dat in de alternatieve geneeskunde wordt gebruikt voor zijn zuiverende eigenschappen en om mentale helderheid te bevorderen.
- **Lapis lazuli**: Een mineraal dat in de traditionele geneeskunde wordt gebruikt voor zijn befaamde helende eigenschappen, vooral om het immuunsysteem te ondersteunen en de emotionele gezondheid te verbeteren.
- **Toermalijn**: populair in de alternatieve geneeskunde vanwege de ioniserende en energetiserende eigenschappen, vaak gebruikt in sieraden of als onderdeel van helende steensets.
- **Obsidiaan**: Wordt in sommige traditionele geneeswijzen gebruikt als beschermende steen en om emotionele genezing te bevorderen.
- **Extract van groene thee (rijk aan mineralen)**: Gebruikt in de traditionele Chinese geneeskunde voor zijn antioxiderende eigenschappen en voor algemene gezondheidsbevordering.
- **Azuriet**: Een mineraal dat in de alternatieve geneeskunde wordt gebruikt vanwege zijn vermeende vermogen om mentale helderheid te bevorderen en stress te verminderen.
- **Kalksteen (calciumcarbonaat)**: Wordt in sommige traditionele geneeskundige systemen

gebruikt om maag- en darmproblemen te behandelen en als bron van calcium.

- **Talk**: Van oudsher gebruikt in de traditionele geneeskunde vanwege het vermogen om vocht te absorberen en huidirritaties te verzachten.
- **Basaltstenen**: Vaak gebruikt bij warmtetherapie, zoals massages met hete stenen, om spierspanning te verminderen en ontspanning te bevorderen.
- **Rode oker (ijzeroxide)**: Wordt in sommige inheemse culturen gebruikt voor ceremoniële en helende doeleinden, vaak in verband met spirituele rituelen.
- **Magnetiet**: Wordt in de alternatieve geneeskunde gebruikt voor zijn vermeende magnetische helende eigenschappen, vaak in magnetische armbanden of andere sieraden.
- **Kaolien**: Een witte klei die van oudsher wordt gebruikt om diarree en maag- en darmklachten te behandelen en voor huidverzorging.
- **Amethist**: Wordt in de alternatieve geneeskunde gebruikt als helende steen om ontspanning te bevorderen en stress te verlichten.
- **Marmer**: Af en toe gebruikt in de traditionele Chinese geneeskunde in gemalen vorm voor zijn verkoelende eigenschappen.
- **Himalayazout**: Het wordt niet alleen gebruikt in baden, maar ook in zoutlampen, waarvan wordt aangenomen dat ze de luchtkwaliteit verbeteren en ontspanning bevorderen.

- **Pyriet**: Wordt in sommige traditionele genees-kundige systemen beschouwd als een steen van geluk en voorspoed, hoewel er geen directe medicinale toepassingen bekend zijn.
- **Bariet**: Wordt van oudsher in de traditionele geneeskunde gebruikt om bepaalde spijsver-teringsstoornissen te behandelen, hoewel het gebruik ervan tegenwoordig zeldzaam is vanwege bezorgdheid over de veiligheid.

Deze voorbeelden illustreren dat mineralen en aarden in veel verschillende vormen en voor verschillende doeleinden worden gebruikt in de traditionele geneeskunde.

Mineralen en aarden worden nog steeds op verschillende manieren gebruikt in de moderne en traditionele geneeskunde. In de moderne geneeskunde zijn ze essentieel voor voedingssupplementen om tekorten aan mineralen aan te vullen en de algemene gezondheid te bevorderen. Mineralen zoals ijzer, calcium en magnesium zijn hier bijzonder belangrijk. Ze spelen ook een rol in de medische beeldvorming, bijvoorbeeld in de radiologie, zoals bariumsulfaat als contrastmiddel.

In de tandheelkunde worden mineralen gebruikt in vullingen en kronen, en fluoriden worden gebruikt om het tandglazuur te versterken en tandbederf te voorkomen. In de dermatologie zijn mineralen te vinden in producten voor de behandeling van huidaandoeningen zoals acne en eczeem, omdat ze therapeutische eigenschappen hebben.

Traditionele geneeswijzen zoals Ayurveda of Traditionele Chinese Geneeskunde vertrouwen ook nog steeds specifiek op mineralen en aardes, vaak in combinatie met kruiden en andere natuurlijke ingrediënten, om verschillende kwalen te behandelen. Het gebruik ervan in deze contexten is vaak gebaseerd op historische en culturele praktijken, hoewel wetenschappelijk bewijs van hun effectiviteit kan variëren.

In de chirurgie worden bepaalde mineralen zoals titanium gebruikt in chirurgische implantaten en medische hulpmiddelen vanwege hun biocompatibele eigenschappen. Het gebruik van mineralen in de geneeskunde is onderworpen aan strenge regels, vooral in de moderne geneeskunde, om de veiligheid en werkzaamheid te garanderen. In de traditionele geneeskunde kunnen deze normen per land en cultuur verschillen en niet alle traditionele toepassingen zijn wetenschappelijk bewezen of erkend als veilig.

Moderne toepassingen en problemen

Integratie in de moderne geneeskunde

De integratie van traditionele geneeswijzen in de moderne geneeskunde is een proces dat zowel de erkenning van traditionele geneeswijzen inhoudt als hun wetenschappelijke beoordeling en aanpassing aan hedendaagse medische normen. Dit proces vereist samenwerking tussen onderzoekers, medische professionals en beoefenaars van traditionele geneeswijzen. Terwijl onderzoekers zich richten op de wetenschappelijke validatie en exploratie van traditionele geneeswijzen, moeten medische professionals worden opgeleid over de principes en praktijken van traditionele geneeskunde om een beter begrip en geïnformeerde toepassing mogelijk te maken.

De regulering en standaardisering van kruidengeneesmiddelen en andere vormen van traditionele geneeskunde is ook van cruciaal belang om de veiligheid en werkzaamheid ervan te waarborgen. In deze context speelt kwaliteitsborging een essentiële rol. De certificering van beoefenaars en de ontwikkeling van richtlijnen voor traditionele geneeskunde helpen ook om de integriteit en effectiviteit van deze geneeswijzen te waarborgen.

Samenwerking tussen moderne en traditionele artsen en alternatieve behandelaars is essentieel voor een succesvolle integratie. Het bevordert een alomvattend begrip van gezondheid en breidt de behandelmogelijkheden voor patiënten uit. Een patiëntgerichte aanpak die rekening houdt met individuele voorkeuren en culturele achtergronden kan het behoud en de tevredenheid van patiënten verbeteren. Respect en waardering voor etnische en culturele verschillen staan centraal in dit proces.

Tot slot kan de integratie van traditionele geneeswijzen in de openbare gezondheidszorg een belangrijke bijdrage leveren. Door programma's en strategieën te ontwikkelen waarin traditionele geneeswijzen zijn opgenomen, kunnen gezondheidsbevordering en ziektepreventie effectiever worden gemaakt. Deze integratie vormt een brug tussen traditionele kennis en wetenschappelijk onderzoek en heeft de potentie om de gezondheidszorg meer omvattend, inclusief en effectief te maken. Het is belangrijk om een evenwichtige benadering te hebben die gebruik maakt van de sterke punten van beide systemen en tegelijkertijd aandringt op patiëntveiligheid en op bewijs gebaseerde praktijken.

Duurzaamheid van oplossingen

De duurzaamheid en ethische sourcing van geneesmiddelen zijn van groot belang in de wereld van vandaag, omdat ze niet alleen het milieu beïnvloeden, maar ook een sociale en economische impact hebben. Bij het duurzaam inkopen van geneesmiddelen gaat het om het gebruik en beheer van hulpbronnen op een manier die deze voor toekomstige generaties in stand houdt, terwijl ethisch inkopen ervoor zorgt dat de gemeenschappen die betrokken zijn bij de productie van deze geneesmiddelen eerlijk worden behandeld.

In termen van duurzaamheid ligt de nadruk op het verzamelen of cultiveren van planten en andere natuurlijke hulpbronnen die worden gebruikt voor de productie van geneesmiddelen op een manier die de beschikbaarheid van deze hulpbronnen op de lange termijn niet in gevaar brengt. Overmatig oogsten of ongereguleerd verzamelen van wilde planten en kruiden kan leiden tot een afname of zelfs uitsterven van bepaalde soorten. Om dit te vermijden worden duurzame teeltmethoden en oogstpraktijken gebruikt om de regeneratie van planten te garanderen en de biodiversiteit te beschermen. Het gebruik van technieken zoals wisselteelt of duurzame oogstmethoden wordt bijvoorbeeld gepromoot.

Mensen staan centraal bij het ethisch zoeken naar geneesmiddelen. Het gaat erom ervoor te zorgen dat de gemeenschappen die traditionele kennis bezitten over medicinale planten en methoden, of die ze cultiveren en verzamelen, eerlijk worden behandeld. Dit omvat eerlijke arbeidsomstandigheden, een passende betaling en respect voor culturele rechten en traditionele kennis. Een belangrijk aspect hiervan is het vermijden van biopiraterij - de praktijk van het gebruik van de kennis en hulpbronnen van inheemse en lokale gemeenschappen zonder gepaste erkenning of compensatie.

Naleving van internationale normen en certificeringen speelt een belangrijke rol bij het bevorderen van zowel duurzaamheid als ethisch verantwoord inkopen.

Organisaties zoals de Fair Wild Standard of de Forest Stewardship Council (FSC) bieden richtlijnen en certificeringen die producenten helpen om duurzame praktijken te implementeren. Daarnaast bevordert het betrekken van lokale gemeenschappen bij het oogst- en verwerkingsproces van remedies niet alleen de economische ontwikkeling van deze gemeenschappen, maar helpt het ook om hun traditionele kennis te behouden en in ere te houden.

In het algemeen vereist het duurzaam en ethisch betrekken van geneesmiddelen een evenwichtig samenspel tussen milieubescherming, eerlijke handel en respect voor traditionele kennis. Het draagt bij aan het behoud van natuurlijke hulpbronnen, ondersteunt het levensonderhoud van lokale gemeenschappen en garandeert de beschikbaarheid van geneesmiddelen voor toekomstige generaties.

Wettelijke en regelgevende aspecten

De wettelijke en regelgevende aspecten van traditionele geneeskunde verschillen sterk per land en regio. Deze wet- en regelgeving is van cruciaal belang om de veiligheid en werkzaamheid van geneesmiddelen te garanderen en tegelijkertijd de consumentenbescherming te versterken. Ze bestrijken verschillende gebieden zoals de toelating, productie, marketing en het gebruik van traditionele geneesmiddelen, evenals de certificering en regulering van beoefenaars.

Een belangrijk aspect is de toelating en regulering van medicinale planten en natuurlijke producten. In veel landen worden deze producten onderworpen aan strenge controles, vergelijkbaar met moderne farmaceutische producten. Dit omvat testen op veiligheid, kwaliteit en werkzaamheid. Sommige landen hebben specifieke regelgeving voor traditionele en alternatieve geneesmiddelen, terwijl andere landen deze producten onderbrengen in de algemene farmaceutische wetgeving. De uitdaging ligt vaak in de standaardisatie en evaluatie van producten die gebaseerd zijn op een lange traditie en niet altijd voldoen aan de wetenschappelijke criteria van de moderne geneeskunde.

De regulering van de praktijk van traditionele geneeskunde is ook een belangrijk gebied. In sommige landen moeten alternatieve beoefenaars en therapeuten een vergunning hebben en voldoen aan specifieke opleidings- en exameneisen. In andere regio's zijn er nauwelijks formele regels voor deze beroepen. Regelgeving is bedoeld om de kwaliteit van de zorg te waarborgen en patiënten te beschermen tegen ongekwalificeerde beoefenaars.

Etikettering van en reclame voor traditionele geneesmiddelen zijn ook onderworpen aan wettelijke voorschriften. Deze voorschriften zijn bedoeld om ervoor te zorgen dat consumenten duidelijke, nauwkeurige en niet-misleidende informatie over de producten krijgen. Dit omvat informatie over de ingrediënten, het aanbevolen gebruik, mogelijke bijwerkingen en contra-indicaties.

Internationale handelsvoorschriften en -verdragen spelen ook een rol, vooral met betrekking tot de bescherming van intellectuele eigendom, toegang tot genetische hulpbronnen en eerlijke compensatie voor traditionele kennis. Conventies zoals het Nagoya Protocol regelen de toegang tot genetische rijkdommen en de eerlijke en billijke verdeling van voordelen en zijn gericht op het voorkomen van biopiraterij.

De toelating van traditionele geneesmiddelen in de wereld van vandaag staat voor verschillende uitdagingen, die voornamelijk het gevolg zijn van de verschillen tussen traditionele geneeswijzen en moderne wetenschappelijke normen. Een belangrijk probleem bij het autorisatieproces is het gebrek aan wetenschappelijk bewijs voor de werkzaamheid van veel traditionele medicijnen. De moderne geneeskunde vereist strenge klinische proeven om de veiligheid en werkzaamheid aan te tonen, terwijl veel traditionele geneeswijzen gebaseerd zijn op historisch of anekdotisch bewijs.

Veiligheid is ook een belangrijk punt, omdat traditionele geneesmiddelen onbekende of onvoorspelbare bijwerkingen kunnen hebben, vooral in combinatie met moderne geneesmiddelen. De variabiliteit in samenstelling, dosering en zuiverheid van deze middelen bemoeilijkt de veiligheidsbeoordeling.

Een ander obstakel is het gebrek aan standaardisatie en kwaliteitsborging bij de productie van traditionele geneesmiddelen. Moderne geneesmiddelen zijn afhankelijk van consistentie en gestandaardiseerde productieprocessen, wat bij traditionele geneesmiddelen vaak moeilijk te realiseren is. Daarnaast zijn er wereldwijd complexe en uiteenlopende regelgevingshindernissen, die een grote uitdaging kunnen vormen voor fabrikanten van traditionele geneesmiddelen.

Daarnaast roept de evaluatie en integratie van traditionele geneesmiddelen in het moderne gezondheidszorgsysteem culturele en ethische vragen op. Deze variëren van zorgen over de ethische aanvaardbaarheid van bepaalde praktijken of ingrediënten tot zorgen over het behoud van inheemse kennistradities en de commerciële exploitatie ervan.

Om deze uitdagingen het hoofd te bieden, wordt er gezocht naar een evenwichtige aanpak die zowel rekening houdt met wetenschappelijk onderzoek als met respect voor traditionele geneeswijzen en cultureel erfgoed. Dit vereist vaak een aanpassing van het regelgevend kader en een sterkere focus op onderzoek en ontwikkeling op het gebied van traditionele geneeskunde.

In het algemeen vereist het regelgevend kader in de traditionele geneeskunde een zorgvuldig evenwicht. Aan de ene kant moeten veiligheid en kwaliteit gewaarborgd worden, terwijl het aan de andere kant belangrijk is om de diversiteit en specificiteit van traditionele geneeswijzen te respecteren en te behouden. De wet- en regelgeving moet daarom flexibel genoeg zijn om het speciale karakter en de culturele betekenis van traditionele geneeswijzen te erkennen en tegelijkertijd moderne gezondheids- en veiligheidsnormen te handhaven.

Moderne toepassingen van traditionele geneeskunde

De moderne toepassing van traditionele geneeskunde is een gebied dat varieert van de integratie van traditionele geneeswijzen in hedendaagse gezondheidszorgsystemen tot het wetenschappelijk onderzoek en de validatie van oude geneeswijzen. Vandaag de dag wordt traditionele geneeskunde niet langer gezien als een historisch overblijfsel, maar als een waardevolle bron die nieuwe perspectieven en behandelingen kan bieden voor de moderne geneeskunde.

In veel delen van de wereld erkennen gezondheidswerkers en onderzoekers het belang van traditionele geneeswijzen en proberen ze traditionele geneeswijzen te integreren in de moderne medische praktijk. Dit gebeurt vaak door samen te werken met traditionele genezers om een beter inzicht te krijgen in hun methoden en manieren te vinden om deze praktijken veilig en effectief op te nemen in de reguliere gezondheidszorg. Een voorbeeld hiervan is de integratie van acupunctuur, een traditionele Chinese geneeswijze, in de westerse geneeskunde, die nu in veel landen wordt erkend als een aanvaardbare en effectieve behandeling voor een verscheidenheid aan kwalen.

Farmaceutisch onderzoek speelt ook een belangrijke rol bij de moderne toepassing van traditionele geneeskunde. Veel medicijnen die vandaag de dag worden gebruikt, vinden hun oorsprong in de traditionele geneeskunde. Onderzoekers doen actief onderzoek naar planten, kruiden en andere natuurlijke hulpbronnen die in de traditionele geneeskunde worden gebruikt voor potentiële therapeutische middelen. Een klassiek voorbeeld is de ontdekking van aspirine, dat oorspronkelijk werd afgeleid van wilgenbast, een traditioneel middel tegen pijn en koorts.

Daarnaast is er een groeiende belangstelling voor traditionele geneeskunde als onderdeel van een holistische benadering van gezondheidsbevordering en preventie. Praktijken zoals yoga, meditatie en verschillende vormen van kruidengeneeskunde worden steeds populairder als middel om stress te verminderen, het algemene welzijn te verbeteren en ziekte te voorkomen. Deze methoden worden vaak gebruikt als aanvullende therapieën naast conventionele medische behandelingen.

Een ander modern aspect van traditionele geneeskunde is de groeiende nadruk op duurzaamheid en ethisch verantwoord inkopen. In een tijd waarin het behoud van biodiversiteit en duurzame praktijken steeds belangrijker worden, komt het verantwoord gebruik en behoud van traditionele geneeswijzen op de voorgrond.

Ondanks deze integratie in de moderne geneeskunde blijven er uitdagingen bestaan. Deze omvatten de standaardisatie en kwaliteitsborging van geneesmiddelen, de wetenschappelijke validatie van hun werkzaamheid en veiligheid, evenals ethische en juridische kwesties, met name met betrekking tot de bescherming van inheemse kennis.

In het algemeen toont de moderne toepassing van traditionele geneeskunde het potentieel om de kloof tussen oude kennis en hedendaagse wetenschap te overbruggen om innovatieve en holistische benaderingen van gezondheid en genezing te ontwikkelen. Het is cruciaal om een evenwichtige benadering te kiezen die het beste van beide werelden respecteert en integreert om de gezondheidszorg te verbeteren en uit te breiden.

Voorbeelden

De moderne toepassing van traditionele medische praktijken is wereldwijd steeds belangrijker geworden, vooral in de context van integratieve en complementaire geneeswijzen. Hier volgen enkele voorbeelden van hoe traditionele geneeskunde wordt gebruikt in de moderne gezondheidszorg:

- **Acupunctuur**: Acupunctuur maakt oorspronkelijk deel uit van de traditionele Chinese geneeskunde en wordt nu wereldwijd gebruikt. Het wordt vaak gebruikt om pijn te verlichten en verschillende chronische gezondheidsproblemen te behandelen, zoals artritis, migraine en om stress te verminderen.
- **Ayurveda**: Deze traditionele Indiase geneeskunst heeft zijn weg gevonden naar de

moderne wellness- en gezondheidsindustrie. Ayurvedische praktijken zoals voedingsadviezen, kruidenremedies en yoga worden gebruikt om het algemene welzijn te bevorderen en specifieke gezondheidsproblemen te behandelen.

- **Kruidengeneeskunde**: Het gebruik van geneeskrachtige kruiden is een centraal element van veel traditionele geneeswijzen. In de moderne geneeskunde worden kruidenextracten en - supplementen vaak gebruikt als natuurlijk alternatief voor of aanvulling op conventionele medicijnen.

- **Yoga en meditatie**: yoga en meditatie komen oorspronkelijk uit de Indiase traditie, zijn nu wereldwijd populair en worden gebruikt om stress te verminderen, flexibiliteit te verbeteren, het lichaam te versterken en mentale helderheid te bevorderen.

- **Aromatherapie**: Het gebruik van essentiële oliën uit planten is een traditionele geneeswijze die in de moderne geneeskunde wordt gebruikt om het emotionele welzijn te verbeteren en stresssymptomen te verlichten.

- **Qi Gong en Tai Chi**: Deze traditionele Chinese praktijken, die beweging, ademhaling en meditatie combineren, worden tegenwoordig vaak gebruikt om balans, flexibiliteit en algemene gezondheid te verbeteren.

- **Cuppingtherapie**: Een traditionele geneeswijze die erop gericht is de bloedsomloop te verbeteren en pijn te verlichten door cupping toe te passen op specifieke punten op het lichaam. Het wordt gebruikt in de moderne alternatieve geneeskunde voor een verscheidenheid aan klachten.

- **Manuele therapieën**: Deze omvatten traditionele massagetechnieken, chiropractie en osteopathie, die in de moderne geneeskunde worden gebruikt om spier- en skeletproblemen te behandelen, maar ook om te ontspannen en het algemene welzijn te verbeteren.
- **Natuurlijke geneeswijzen**: In de moderne geneeskunde worden natuurlijke geneeswijzen zoals vasten, hydrotherapie en lichttherapie steeds meer erkend als onderdeel van een holistische benadering van gezondheid.
- **Integrale geneeskunde**: Deze moderne medische benadering combineert traditionele geneeswijzen met conventionele medische praktijken om een uitgebreidere behandeling te bieden die rekening houdt met zowel het lichaam als de geest.
- **Homeopathie**: Hoewel controversieel en vaak wetenschappelijk bekritiseerd, wordt homeopathie, dat gebaseerd is op het principe "hetzelfde geneest hetzelfde", in veel landen als aanvullende therapievorm toegepast.
- **Moxibustie**: Een traditionele Chinese medische praktijk waarbij gedroogd bijvoetkruid wordt gebrand om specifieke punten op het lichaam te

verwarmen. Deze methode wordt vaak gebruikt in combinatie met acupunctuur om pijn te behandelen en de bloedsomloop te verbeteren.

- **Reflexologie**: Gebaseerd op het idee dat bepaalde punten op de handen en voeten verbonden zijn met andere delen van het lichaam, wordt deze methode gebruikt om te ontspannen en de gezondheid van bepaalde organen te bevorderen.
- **Traditionele Chinese kruidengeneeskunde**: Vaak gebruikt in de moderne geneeskunde als aanvulling op westerse behandelingen om een verscheidenheid aan kwalen te behandelen, van spijsverteringsproblemen tot chronische pijn.
- **Bach bloesem therapie**: Een methode ontwikkeld door Edward Bach waarbij bloemenessences worden gebruikt voor emotionele genezing. Het wordt gebruikt in de moderne alternatieve geneeskunde om het emotionele evenwicht te verbeteren.
- **Reiki**: Een Japanse energietechniek die wordt gebruikt om te ontspannen, stress te verminderen en fysieke en emotionele genezing te bevorderen.
- **Ayurvedisch dieet- en leefstijladvies**: In de moderne integratieve geneeskunde worden Ayurvedische dieet- en leefstijlprincipes vaak gebruikt om de algemene gezondheid te verbeteren en specifieke gezondheidsproblemen te behandelen.

- **Shiatsu**: Een Japanse massagetechniek waarbij drukpunten en meridianen van het lichaam worden gebruikt om spanning te verlichten en welzijn te bevorderen.
- **Cupping-therapie**: Deze therapie, waarbij negatieve druk wordt gecreëerd door het cuppen van de huid, wordt in moderne fysiotherapie- en wellnesscentra gebruikt om de bloedsomloop te bevorderen en spierspanning te verlichten.
- **Muziek- en geluidstherapie**: Het gebruik van muziek en geluid om emotioneel en psychologisch welzijn te verbeteren, een praktijk die zijn wortels heeft in veel traditionele culturen, wordt ook gebruikt in de moderne therapeutische praktijk.
- **Tuina massage**: Een vorm van Chinees lichaamswerk waarbij manuele technieken en acupressuur worden gebruikt om de Qi-stroom (levensenergie) in het lichaam te reguleren en spierspanning te verlichten.
- **Kneipptherapie**: Deze therapie is gebaseerd op de leer van Sebastian Kneipp en omvat waterbehandelingen, kruiden, beweging en voeding om de algemene gezondheid te verbeteren en ziekte te voorkomen.
- **Chinese diëtetiek**: Het gebruik van voedingsmiddelen en kruiden volgens traditionele Chinese principes voor de behandeling en preventie van ziekten wordt ook gebruikt in moderne voedingsadviezen.

- **Gua Sha**: Een traditionele Chinese geneeswijze waarbij de huid wordt behandeld met een schraapinstrument om de bloedsomloop te bevorderen en ontstekingen te verminderen. Het wordt gebruikt in moderne fysiotherapie en in de wellnesssector.
- **Tibetaanse geneeskunde**: Sommige elementen van de traditionele Tibetaanse geneeskunde, zoals meditatietechnieken en kruidenbehandelingen, worden in de moderne integratieve geneeskunde gebruikt om stress te verminderen en chronische ziekten te behandelen.
- **Natuurgeneeskundige hydrotherapie**: Het gebruik van water in verschillende vormen en temperaturen om verschillende gezondheidsaandoeningen te behandelen, een praktijk gebaseerd op de principes van hydrotherapie.
- **Kruidenbaden**: Het gebruik van kruidensupplementen in baden, een traditionele praktijk in veel culturen, wordt in moderne wellness en fysiotherapie gebruikt voor ontspanning en om huidproblemen en spierklachten te behandelen.
- **Ooracupunctuur**: Een gespecialiseerde vorm van acupunctuur die zich richt op het oor en die in de moderne geneeskunde wordt gebruikt om pijn te behandelen en om het stoppen met roken of gewichtsverlies te ondersteunen.
- **Traditionele Afrikaanse geneeskunde**: Sommige elementen, zoals het gebruik van bepaalde plantenextracten, worden bestudeerd in modern

farmaceutisch onderzoek en gebruikt voor de ontwikkeling van nieuwe medicijnen.

- **Feng Shui**: Hoewel Feng Shui vooral bekend staat als een architecturaal principe, wordt het soms ook gebruikt in modern milieu- en interieurontwerp om een harmonieuze en gezonde omgeving te creëren.

Deze voorbeelden laten zien dat de moderne toepassing van traditionele geneeskunde zeer divers is en varieert van fysieke behandelmethoden tot dieetbenaderingen en omgevingsontwerp. De integratie van deze traditionele praktijken in de moderne geneeskunde gebeurt vaak met het doel om holistische gezondheidszorg te bieden die zowel de fysieke als de psychologische aspecten van gezondheid aanpakt. Zoals bij alle medische behandelingen is het belangrijk dat deze praktijken worden uitgevoerd onder professioneel toezicht en in overeenstemming met wetenschappelijke kennis en normen.

Moderne problemen van traditionele geneeskunde

De moderne toepassing van traditionele geneeskunde staat voor verschillende uitdagingen die voortkomen uit het spanningsveld tussen traditionele geneeswijzen en de moderne medische praktijk, ethische kwesties en de behoefte aan wetenschappelijke validatie. Deze uitdagingen zijn cruciaal voor de integratie van traditionele geneeskunde in het gezondheidszorgsysteem en voor de acceptatie ervan in de huidige maatschappij.

Een van de grootste uitdagingen is de wetenschappelijke validatie en standaardisatie van traditionele geneeswijzen en remedies. Veel traditionele geneeswijzen en praktijken zijn gebaseerd op anekdotisch bewijs en eeuwenoude tradities waarvan de werkzaamheid en veiligheid moet worden geverifieerd in klinische onderzoeken om ze te kunnen integreren in de moderne geneeskunde. Dit vereist uitgebreid onderzoek en is vaak moeilijk vanwege de complexiteit van natuurlijke ingrediënten en de variabele samenstelling van traditionele recepten.

Een ander probleem is het behoud van traditionele kennis. Veel traditionele medische praktijken worden mondeling doorgegeven en zijn diep geworteld in lokale culturen en gemeenschappen. Met de globalisering en het verlies van inheemse culturen bestaat het risico dat deze waardevolle kennis verloren gaat. Tegelijkertijd is er de uitdaging hoe deze kennis ethisch en respectvol kan worden gebruikt, vooral met het oog op de rechten van inheemse volkeren en lokale gemeenschappen.

Kwaliteitsborging en -controle is een andere belangrijke kwestie. Veel traditionele geneesmiddelen worden geproduceerd zonder gestandaardiseerde productieprocessen of kwaliteitscontroles. Dit kan leiden tot inconsistenties in werkzaamheid en veiligheid. Er is ook bezorgdheid over besmetting of onjuiste etikettering, wat de veiligheid van de patiënt in gevaar kan brengen.

Integratie in het bestaande gezondheidszorgsysteem is ook een uitdaging. Het doel is om een brug te slaan tussen traditionele genezers en moderne medische professionals om holistische en gecoördineerde zorg te garanderen.

Culturele gevoeligheid en begrip voor de verschillende benaderingen spelen hierbij een doorslaggevende rol.

Het duurzame gebruik van hulpbronnen is ook een groeiende zorg. Veel planten en andere natuurlijke hulpbronnen die in de traditionele geneeskunde worden gebruikt, worden bedreigd of overgeoogst. Het is belangrijk om duurzame praktijken te bevorderen om de biodiversiteit en de beschikbaarheid van deze hulpbronnen op de lange termijn te garanderen.

Samenvattend vereisen de uitdagingen van de moderne traditionele geneeskunde een evenwichtige aanpak die wetenschap en traditie respecteert, ethische en duurzame praktijken bevordert en streeft naar integratie van de beste elementen van de traditionele geneeskunde in de moderne medische praktijk. Alleen door een dergelijke integratieve benadering kan de traditionele geneeskunde haar volledige potentieel realiseren en bijdragen aan de verbetering van de wereldwijde gezondheidszorg.

Praktische gids voor de omgang met traditionele geneeskunde

Hoe volksremedies veilig en effectief te gebruiken

Het veilige en effectieve gebruik van volksremedies vereist een evenwichtig begrip van hun traditionele toepassingen, mogelijke effecten en beperkingen. Het is belangrijk om te onthouden dat, hoewel veel volksremedies nuttig kunnen zijn, ze niet noodzakelijkerwijs een vervanging zijn voor professionele medische behandeling. Hier volgen enkele richtlijnen voor het veilig en effectief gebruik van folk remedies:

Informeer jezelf grondig: Voordat je een volksremedie gebruikt, moet je de traditionele toepassingen, mogelijke effecten en bekende risico's ervan grondig onderzoeken. Betrouwbare bronnen zoals wetenschappelijke studies, gespecialiseerde boeken of advies van experts in traditionele geneeskunde zijn hierbij van groot belang.

Raadpleeg een professional uit de gezondheidszorg: Het is essentieel om een arts of gekwalificeerde professional uit de gezondheidszorg te raadplegen voordat je een volksremedie gaat gebruiken. Dit is vooral belangrijk als je al medicijnen gebruikt of aan een chronische ziekte lijdt, omdat er interacties of ongewenste bijwerkingen kunnen optreden.

Begin voorzichtig: Als je met een nieuw middel begint, begin dan altijd met een kleine dosis om te zien hoe je lichaam reageert. Let goed op mogelijke bijwerkingen of allergische reacties.

Let op kwaliteit en herkomst: Koop geneesmiddelen van betrouwbare bronnen. Zorg ervoor dat de producten van hoge kwaliteit zijn en geen schadelijke onzuiverheden bevatten. Bij kruiden en planten is het ook belangrijk om te weten hoe ze zijn gekweekt en geoogst.

Sta kritisch tegenover overdreven claims: Wees sceptisch over remedies die worden aangeprezen als wondermiddelen of remedies voor een breed scala aan niet-gerelateerde aandoeningen. Volksremedies kunnen ondersteunend zijn, maar zijn geen wondermiddel.

Begrijp de beperkingen: Volksremedies kunnen nuttig zijn voor kleine kwaaltjes, maar voor ernstige of levensbedreigende aandoeningen is het belangrijk om professionele medische hulp te zoeken. Ze mogen nooit worden gebruikt ter vervanging van dringend noodzakelijke medische behandeling.

Houd rekening met culturele aspecten: Veel volksremedies zijn diep geworteld in specifieke culturele tradities. Het is belangrijk om deze aspecten te respecteren en te begrijpen hoe ze het gebruik en de effecten van de remedies kunnen beïnvloeden.

Documenteer je ervaringen: Houd een dagboek bij van je ervaringen met volksremedies. Noteer wat je hebt genomen, in welke dosering en hoe je lichaam erop heeft gereageerd. Dit kan nuttig zijn om de effectiviteit te beoordelen en nuttige informatie opleveren voor toekomstige consulten met je arts.

Houd rekening met levensstijl en voeding: Volksremedies maken vaak deel uit van een holistische benadering van gezondheid. Zorg voor een uitgebalanceerd dieet, voldoende beweging en stressbeheersing om de effectiviteit van de remedies te ondersteunen.

Door deze stappen te nemen, kun je de vruchten plukken van volksremedies en er tegelijkertijd voor zorgen dat je gezondheid niet in gevaar komt. Het is altijd belangrijk om een balans te vinden tussen traditionele geneeswijzen en moderne medische zorg.

Interacties met moderne medicijnen

De interactie van volksremedies met moderne medicijnen is een kritisch aspect dat speciale aandacht vereist. Veel natuurlijke stoffen in volksgeneesmiddelen kunnen een wisselwerking hebben met voorgeschreven of vrij verkrijgbare medicijnen, wat kan leiden tot bijwerkingen. Deze interacties kunnen de effectiviteit van de medicijnen vergroten of verkleinen, de bijwerkingen vergroten of zelfs nieuwe gezondheidsproblemen veroorzaken.

Een basiskennis van mogelijke interacties en bewustzijn van de risico's is cruciaal om ervoor te zorgen dat zowel volksremedies als moderne geneesmiddelen effectief en veilig gebruikt kunnen worden. Er zijn verschillende mechanismen waardoor dergelijke interacties kunnen optreden:

Farmacokinetische interacties: Deze treden op wanneer een volksgeneesmiddel invloed heeft op de manier waarop een geneesmiddel wordt geabsorbeerd, gedistribueerd, gemetaboliseerd of uitgescheiden door het lichaam. Sommige kruidenenzymen in de lever kunnen bijvoorbeeld de enzymen induceren of remmen die verantwoordelijk zijn voor de afbraak van veel geneesmiddelen. Hierdoor kunnen geneesmiddelen sneller of langzamer worden gemetaboliseerd dan verwacht, wat van invloed is op hun werkzaamheid en veiligheid.

Farmacodynamische interacties: Dit type van interactie treedt op wanneer een volksremedie en een geneesmiddel gelijkaardige of tegengestelde effecten hebben op het lichaam. Als ze gelijkaardige effecten hebben, kan dit leiden tot een versterkt effect, zoals een verhoogde neiging tot bloeden bij het combineren van bloedverdunnende medicijnen met kruiden die ook bloedverdunnende eigenschappen hebben. Tegengestelde effecten kunnen leiden tot een verminderde effectiviteit van een medicijn.

Directe interacties: In sommige gevallen kunnen ingrediënten in volksremedies direct reageren met bepaalde medicijnen en hun structuur of functie veranderen. Deze directe chemische interacties komen minder vaak voor, maar kunnen ernstige gevolgen hebben.

Om de risico's van deze interacties te minimaliseren, is het belangrijk om de volgende stappen in acht te nemen:

Informeer je artsen en apothekers: Laat alle zorgverleners weten welke volksgeneesmiddelen je gebruikt. Dit is cruciaal om interacties te vermijden en een veilige behandeling te garanderen.

Wees voorzichtig met zelfmedicatie: Vermijd zelfmedicatie met volksremedies, vooral als je al medicijnen gebruikt. Vraag altijd advies aan een gekwalificeerde zorgverlener.

Controle en evaluatie: Als je tegelijkertijd volksremedies en moderne geneesmiddelen gebruikt, let dan op tekenen van ongewone reacties en informeer onmiddellijk een arts als die zich voordoen.

Actuele informatie over je medicijnen en remedies: Houd een actuele lijst bij van je medicijnen en volksgeneesmiddelen, inclusief doseringen en schema's. Dit kan levensreddend zijn in noodsituaties. Dit kan levensreddend zijn in noodsituaties.

Wees vooral voorzichtig als je medicijnen gebruikt met een hoog risico op gevaarlijke interacties, zoals bloedverdunners, medicijnen om diabetes te controleren of hartmedicatie.

Zorgvuldige aandacht voor deze richtlijnen kan helpen om het veilige en effectieve gebruik van volksremedies naast moderne medicijnen te garanderen. Onthoud dat de veiligheid van je gezondheid altijd voorop staat en dat professioneel advies essentieel is als je besluit jezelf te behandelen met volksgeneesmiddelen.

Wanneer medische hulp zoeken

Het is belangrijk om te weten wanneer professionele medische hulp moet worden gezocht in plaats van of in aanvulling op folk remedies. Volksremedies kunnen in veel gevallen nuttig zijn, maar er zijn situaties waarin ze niet voldoende of zelfs gevaarlijk kunnen zijn. Hier zijn enkele richtlijnen die je kunnen helpen beslissen wanneer het tijd is om professionele medische hulp te zoeken:

Voor ernstige of aanhoudende symptomen: Als je ernstige of aanhoudende symptomen ervaart, zoals ernstige pijn, ernstige ademhalingsmoeilijkheden, aanhoudende koorts of ongecontroleerde bloeding, moet je onmiddellijk een arts raadplegen. Volksremedies kunnen in dergelijke gevallen ontoereikend zijn en uitgestelde behandeling kan leiden tot een verergering van de aandoening.

Als een ernstige ziekte wordt vermoed: Als je vermoedt dat je een ernstige medische aandoening hebt, is het belangrijk om een professionele diagnose te krijgen. Dit geldt vooral voor aandoeningen zoals hartaanvallen, beroertes, ernstige infecties of kanker. Zelfbehandeling zonder medische diagnose kan in zulke gevallen gevaarlijk zijn.

Als de aandoening niet verbetert ondanks folk remedies: Als je geen verbetering merkt in je aandoening na het gebruik van folk remedies of als je symptomen verergeren, is het tijd om een arts te raadplegen. Dit kan een teken zijn dat de behandeling die je hebt gekozen niet effectief is of dat je een ernstiger aandoening hebt.

Als je zwanger bent of een chronische ziekte hebt: Zwangere vrouwen en mensen met chronische medische aandoeningen, zoals diabetes, hartaandoeningen of auto-immuunziekten, moeten extra voorzichtig zijn met het gebruik van folk remedies. In dergelijke gevallen is het raadzaam om medisch advies in te winnen voordat je volksremedies gaat gebruiken om ongewenste interacties of bijwerkingen te voorkomen.

Voor onduidelijke symptomen: als je symptomen hebt waarvan je de oorzaak niet kent of die uiteenlopend en verwarrend zijn, moet je professionele hulp zoeken. Een arts kan een nauwkeurige diagnose stellen en het beste behandelplan voorstellen.

Bij kinderen en ouderen: Zowel kinderen als ouderen zijn gevoeliger voor complicaties en kunnen specifieke medische behoeften hebben. In zulke gevallen is het belangrijk om een arts te raadplegen voordat je volksremedies gebruikt.

Als je al medicijnen gebruikt: Als je voorgeschreven medicijnen gebruikt, is het belangrijk om een arts te

raadplegen voordat je folk remedies probeert om mogelijke schadelijke interacties te voorkomen.

Het belangrijkste is om naar je lichaam te luisteren en
professioneel advies in te winnen als je twijfels of zorgen
hebt. Moderne geneeskunde en volksgeneeskunde kunnen vaak hand in hand gaan, maar de veiligheid en effectiviteit van de behandeling moeten altijd voorop staan.

De toekomst van traditionele geneeskunde

De toekomst van de traditionele geneeskunde is een gebied dat zich ontwikkelt op het snijvlak van traditie, in-
novatie en wetenschap. Met de groeiende belangstelling
voor natuurlijke en holistische geneeswijzen en het toenemende besef van het belang van het behoud van traditionele kennis over geneeswijzen, zal traditionele geneeskunde naar verwachting een steeds grotere rol gaan
spelen in de wereldwijde gezondheidszorg.

Een belangrijke trend in de toekomst van de traditionele
geneeskunde is de geleidelijke integratie ervan in het
conventionele gezondheidszorgsysteem. Dit proces omvat meer wetenschappelijk onderzoek en validatie van
traditionele geneeswijzen en geneeswijzen. Klinische
studies en onderzoek zullen de kennis over de werkzaamheid en veiligheid van traditionele geneeswijzen
vergroten, wat kan leiden tot een grotere acceptatie en
gebruik van deze methoden binnen de conventionele geneeskunde. Deze integratie kan ook leiden tot betere
communicatie en samenwerking tussen traditionele en
conventionele behandelaars, wat de patiëntenzorg kan
verbeteren en een meer holistische benadering van gezondheid kan bevorderen.

Digitalisering en de verspreiding van informatie spelen
ook een cruciale rol in de toekomst van de traditionele
geneeskunde. Het internet en de sociale media hebben
de toegang tot informatie over traditionele geneeswijzen

aanzienlijk vergroot. Dit biedt mogelijkheden voor educatie en bewustmaking, maar bergt ook het risico in zich van verkeerde informatie en oneigenlijk gebruik. Daarom is het belangrijk om betrouwbare en gecontroleerde informatiebronnen te creëren en digitale geletterdheid op het gebied van gezondheid te bevorderen.

Een ander belangrijk aspect is het duurzame gebruik en de bescherming van natuurlijke hulpbronnen, die van centraal belang zijn voor veel traditionele geneeswijzen. Met de groeiende vraag naar natuurlijke geneesmiddelen neemt ook de noodzaak toe om deze hulpbronnen duurzaam te beheren en te beschermen. Dit omvat de bevordering van duurzame teeltmethoden, het behoud van biodiversiteit en de bescherming van traditionele kennis van inheemse en lokale gemeenschappen.

Op het gebied van opleiding en regulering is het belangrijk om normen vast te stellen die de kwaliteit en veiligheid van de beoefening van traditionele geneeskunde garanderen. Dit zou de ontwikkeling en erkenning van opleidingsprogramma's, certificeringen en beroepsvergunningen voor traditionele beoefenaars kunnen omvatten.

De toekomstige ontwikkeling van de traditionele geneeskunde zal ook beïnvloed worden door culturele, politieke en economische factoren. In een steeds meer geglobaliseerde wereld zouden traditionele geneeswijzen uit verschillende culturen kunnen samensmelten en nieuwe vormen van geneeswijzen kunnen doen ontstaan. Tegelijkertijd zullen ethische kwesties zoals de bescherming van intellectueel eigendom en eerlijke toegang tot geneesmiddelen belangrijk blijven.

Huidige trends en onderzoeksrichtingen

Het huidige landschap van de traditionele geneeskunde wordt gekenmerkt door verschillende trends en onderzoeksrichtingen die erop gericht zijn om traditionele geneeswijzen te combineren met moderne wetenschappelijke kennis en technologieën. Deze ontwikkelingen zijn geworteld in de groeiende erkenning van het belang van traditionele kennis en de toenemende vraag naar natuurlijke en holistische behandelmethoden.

Een van de belangrijkste trends in het onderzoek naar traditionele geneeswijzen is de wetenschappelijke validatie van traditionele geneeswijzen. Er worden steeds meer onderzoeken gedaan naar de werkzaamheid en veiligheid van medicinale planten, natuurlijke producten en andere traditionele behandelwijzen. Deze onderzoeken maken gebruik van moderne onderzoeksmethoden, waaronder klinische proeven, farmacologische analyses en genetische studies, om de werkingsmechanismen van deze middelen te begrijpen en hun therapeutische werkzaamheid aan te tonen. Dit helpt de kloof te overbruggen tussen traditionele geneeswijzen en moderne, op bewijs gebaseerde geneeskunde.

Een andere belangrijke trend is de integratie van traditionele geneeswijzen in de conventionele gezondheidszorg. Veel organisaties en zorgverleners in de gezondheidszorg beginnen elementen van de traditionele geneeskunde te integreren in hun behandelingsmethoden. Dit omvat niet alleen het gebruik van traditionele geneesmiddelen, maar ook de toepassing van holistische behandelingsfilosofieën die het lichaam, de geest en de omgeving in het genezingsproces betrekken.

Het onderzoeken van de interacties tussen traditionele en moderne geneesmiddelen is ook een belangrijk onderzoeksgebied. Aangezien veel patiënten zowel traditionele als conventionele geneesmiddelen gebruiken, is het van cruciaal belang om mogelijke interacties en risico's te begrijpen. Dit onderzoek helpt bij het ontwikkelen van richtlijnen voor het veilig en effectief combineren van verschillende behandelingsvormen.

Digitale technologieën spelen ook een steeds belangrijkere rol in de traditionele geneeskunde. Het gebruik van gezondheidsapps, online platforms en telegeneeskunde opent nieuwe mogelijkheden om traditionele geneeswijzen te verspreiden en toegankelijk te maken. Tegelijkertijd stelt het onderzoekers in staat om grote hoeveelheden gegevens te verzamelen en te analyseren om patronen en effecten in het gebruik van traditionele geneeswijzen te identificeren.

Duurzaamheid en het ethisch gebruik van natuurlijke hulpbronnen zijn ook belangrijke onderwerpen in het moderne onderzoek naar traditionele geneeswijzen. In het licht van overexploitatie en verlies van biodiversiteit richten onderzoekers zich op het ontwikkelen van duurzame praktijken voor de winning en het gebruik van medicinale planten en andere natuurlijke hulpbronnen. Hierbij wordt ook aandacht besteed aan de rechten en kennis van inheemse volkeren, die vaak de bewaarders zijn van traditionele geneeswijzen.

Samengevat weerspiegelen de huidige trends en onderzoeksrichtingen in de traditionele geneeskunde een groeiende belangstelling voor de integratie van traditionele geneeswijzen in de moderne gezondheidszorg. Ze benadrukken het belang van wetenschappelijk onderzoek om deze praktijken te begrijpen en te valideren, terwijl tegelijkertijd de nadruk wordt gelegd op de bescherming van natuurlijke hulpbronnen en de erkenning van traditionele kennis. Deze ontwikkelingen dragen ertoe bij dat traditionele geneeswijzen een waardevol en relevant onderdeel worden van de wereldwijde gezondheidszorg.

Wat komt er nog?

Verwacht wordt dat de traditionele geneeskunde de komende jaren een steeds belangrijkere rol zal gaan spelen in de wereldwijde gezondheidszorg, waarbij de volgende aspecten in het bijzonder opvallen:

Wetenschappelijke validatie en onderzoek: De wetenschappelijke gemeenschap toont een toenemende interesse in het bestuderen van traditionele geneeswijzen. Klinische studies, farmacologische analyses en andere onderzoeksmethoden worden gebruikt om traditionele praktijken en geneeswijzen te valideren. Dit helpt de kloof te dichten tussen traditionele kennis en moderne, op bewijs gebaseerde geneeskunde en vergroot de

acceptatie van traditionele geneeskunde in de gezondheidszorg.

Integratie in de conventionele geneeskunde: Er is een
groeiende trend om elementen van de traditionele geneeskunde te integreren in de conventionele medische
praktijk. Dit zou zich kunnen uiten in toenemende samenwerking tussen conventionele en traditionele behandelaars, de introductie van cursussen traditionele
geneeskunde in medische opleidingsprogramma's en
het opnemen van alternatieve behandelingen in de patiëntenzorg.

Digitalisering en toegankelijkheid: Digitalisering
maakt een bredere toegang mogelijk tot informatie over
volksgeneeskunde en de toepassing ervan. Apps, online
cursussen en platforms kunnen helpen om kennis over
traditionele geneeswijzen te verspreiden en tegelijkertijd wereldwijde netwerken tussen beoefenaars en geïn-
teresseerden te bevorderen.

Duurzaamheid en ethische bevoorrading: Met het oog
op de groeiende vraag naar natuurlijke geneesmiddelen
wordt het duurzame gebruik van hulpbronnen steeds
belangrijker. Onderzoek en praktijken gericht op de
duurzame winning en het duurzame gebruik van geneeskrachtige planten en andere natuurlijke producten
zullen steeds belangrijker worden. Dit omvat de bescherming van de biodiversiteit en respect voor de traditionele kennis van inheemse volkeren.

Wereldwijde netwerken en uitwisseling: De traditionele geneeskunde zal steeds meer profiteren van een wereldwijde uitwisseling van kennis en praktijken. Door geneeswijzen uit verschillende culturen samen te brengen, kunnen innovatieve en integratieve behandelbenaderingen worden ontwikkeld.

Regelgeving en standaardisatie: Om de veiligheid en effectiviteit van traditionele geneeswijzen te garanderen, zullen er waarschijnlijk in veel landen strengere regels en normen worden ingevoerd. Hierbij valt te denken aan de certificering van beoefenaars, de kwaliteitsborging van remedies en het opstellen van ethische richtlijnen.

Gepersonaliseerde geneeskunde en technologie: Met de vooruitgang in genomica en biotechnologie zouden elementen uit de traditionele geneeskunde geïntegreerd kunnen worden in gepersonaliseerde behandelingsplannen. Dit zou de behandeling afstemmen op de genetische, omgevings- en persoonlijke omstandigheden van het individu.

Over het geheel genomen gaat de traditionele geneeskunde een veelbelovende toekomst tegemoet waarin haar praktijken niet alleen behouden en gewaardeerd worden, maar ook verder ontwikkeld en geïntegreerd worden in het gezondheidszorgsysteem door middel van moderne wetenschap en wereldwijde netwerken. Deze ontwikkeling zal bijdragen aan een meer diverse, toegankelijke en allesomvattende gezondheidszorg, die zowel moderne als traditionele geneeswijzen omvat.

Kunstmatige intelligentie en traditionele geneeskunde

De verbinding tussen kunstmatige intelligentie (AI) en traditionele geneeskunde opent een spannend hoofdstuk in de ontwikkeling van onderzoek en praktijk in de gezondheidszorg. AI-technologieën hebben het potentieel om traditionele geneeswijzen op verschillende manieren te revolutioneren en aan te vullen.

AI-systemen zijn uitstekend in het herkennen van patronen in grote hoeveelheden gegevens. In de context van traditionele geneeskunde kunnen ze worden gebruikt om uitgebreide informatie over medicinale planten, behandelmethoden en hun effecten te analyseren. Ze kunnen bijvoorbeeld verborgen verbanden blootleggen tussen verschillende medicinale kruiden en bepaalde ziekten of de effectiviteit van bepaalde praktijken statistisch evalueren.

Veel informatie over traditionele geneeskunde is verankerd in oude teksten, mondelinge tradities en lokale gebruiken. AI-tools kunnen helpen om deze kennis te digitaliseren en toegankelijk te maken voor onderzoekers en beoefenaars wereldwijd. Tekstherkennings- en vertaalalgoritmen kunnen bijvoorbeeld worden gebruikt om historische medische manuscripten te analyseren en te vertalen naar moderne talen.

Op AI gebaseerde diagnostische hulpmiddelen en aanbevelingssystemen zouden gepersonaliseerde behandelplannen kunnen maken met behulp van volksremedies. Door rekening te houden met patiëntgegevens zoals genetische informatie, levensstijl en eerdere reacties op behandelingen, zouden dergelijke systemen behandelingssuggesties op maat kunnen bieden die traditionele en moderne geneeskunde combineren.

In de farmacologie kan AI helpen bij het vinden van nieuwe medische toepassingen voor traditionele geneesmiddelen. Door databases met chemische structuren van plantaardige ingrediënten en hun bekende effecten te doorzoeken, kan AI potentiële nieuwe geneesmiddelen of therapeutische benaderingen identificeren.

AI-ondersteunde onderwijsprogramma's zouden het leren en verspreiden van kennis over traditionele geneeswijzen kunnen vergemakkelijken. Virtuele assistenten en interactieve leerplatforms kunnen zowel leken als professionals helpen om traditionele geneeswijzen te leren kennen en begrijpen.

AI-systemen zouden kunnen worden gebruikt in de openbare gezondheidszorg om ziektetrends te monitoren en te voorspellen, vooral in regio's waar de bevolking voornamelijk afhankelijk is van traditionele geneeskunde. Zulke systemen zouden kunnen helpen bij het vroegtijdig opsporen van epidemieën of het ontdekken van veranderingen in de gezondheidstoestand van een gemeenschap.

AI kan ook helpen bij het bewaken van de kwaliteit en veiligheid van producten die in de traditionele geneeskunde worden gebruikt. Machine learning- en beeldvormingstechnieken kunnen worden gebruikt om medicinale kruiden en andere natuurlijke stoffen te identificeren en classificeren om onzuiverheden of vervalsingen op te sporen.

Al met al maakt de integratie van AI in de traditionele geneeskunde niet alleen een efficiënter en gerichter gebruik van traditionele geneeskundige kennis mogelijk, maar opent het ook nieuwe wegen voor het behoud, onderzoek en de toepassing ervan in de moderne wereld.

Conclusie

Het blijkt dat volksgeneeskunde niet alleen een overblijfsel is uit een vervlogen tijdperk, maar vandaag de dag nog steeds een belangrijke rol speelt in veel culturen en gemeenschappen.

We hebben gezien dat de volksgeneeskunde een rijke erfenis aan kennis en praktijken herbergt die generaties lang gecultiveerd is. Het weerspiegelt de nauwe relaties tussen mensen, hun omgeving en hun overtuigingen, en biedt inzicht in de manier waarop verschillende culturen gezondheid, ziekte en genezing begrijpen. Tegelijkertijd zijn we geconfronteerd met de uitdagingen van het integreren van traditionele geneeswijzen in de moderne medische praktijk, waaronder kwesties van werkzaamheid, veiligheid en ethische overwegingen.

In een tijd waarin de wereld steeds meer genetwerkt is en informatie snel gedeeld wordt, is er een kans om traditionele kennis over geneeswijzen beter dan voorheen te bewaren en toegankelijk te maken voor toekomstige generaties. Er is ook de mogelijkheid om deze kennis te onderzoeken met moderne wetenschappelijke methoden en misschien nieuwe inzichten te krijgen in gezondheid en genezing.

Dit boek is niet alleen bedoeld als bron van informatie, maar ook om het denken en de discussie te stimuleren. Het nodigt ons uit om volksgeneeskunde niet te zien als een tegenstelling tot de moderne geneeskunde, maar als een aanvullende benadering die ons begrip van gezondheid en genezing kan verrijken. Volksgeneeskunde herinnert ons eraan dat gezondheid meer is dan de afwezigheid van ziekte - het is een harmonieus samenspel van lichaam, geest en omgeving.

Tot slot willen we benadrukken dat waardering en respect voor de diversiteit aan genezingstradities in de wereld een belangrijke stap is in de richting van inclusieve en holistische gezondheidszorg. Moge dit boek helpen bruggen te bouwen en dialogen te bevorderen die ons allen leiden naar een dieper begrip van gezondheid en welzijn.